肺炎は「口」で止められた！

——健康寿命が延びる1日5分の習慣——

米山歯科クリニック院長
米山武義

青春新書
PLAYBOOKS

はじめに　誤嚥性肺炎が4割減！　ヒントは「口のなか」にあった

ここ10年、肺炎で亡くなる人が増え続けています。

命を奪う病気というと、がんや脳梗塞《こうそく》、心筋梗塞などを思い浮かべる人がほとんどだと思いますが、今や肺炎は、がん（悪性新生物）、心疾患に次いで、日本人の死因第3位となっているのです。

これだけ医療が進歩しているのに、なぜ肺炎が増えているのか、不思議に思いませんか？

高齢者の肺炎のほとんどは、「飲み込む力」の低下で起こる「誤嚥《ごえん》性肺炎」だといわれています。しかし実は、食べ物の誤嚥がなくても肺炎が起こることがあるのです。

その原因は「口のなか」にあります。

私はこれまで歯科医として、約40年にわたり、訪問診療や介護施設で「口腔《こうくう》ケア」をおこなってきました。そうしてあるとき、しっかり口腔ケアを受けている患者さんは、高齢の方でも肺炎になることがほとんどないことに気づいたのです。

「口腔ケアには、肺炎を予防する効果があるのではないか」

このような仮説立てた私は、それを実証すべく、全国11箇所の特別養護老人ホームで2年間にわたる調査をおこないました。

調査の結果は驚くべきものでした。なんと、口腔ケアをおこなうだけで、誤嚥性肺炎が4割も減っていたのです。

口腔ケアの大きな柱のひとつに歯磨きがありますが、重要なのがそのタイミングです。子どもの頃から「食事のあとには歯を磨きなさい」といわれてきた人は多いと思いますが、これは虫歯予防のための歯磨きといえます。虫歯だけではなく肺炎までも防ぐには、むしろ「食べる前」や「口を使っていないとき」のケアが欠かせません。

また、加齢とともに筋力が低下していくように、ものを飲み込む力も低下していきますが、だからこそ「食べる前の準備運動」が大切になってきます。これもちょっとした食べ方のひと工夫で、飲み込む反射をよくすることができるのです。

どれも5分もあればできる簡単なことばかりですが、これこそが私たちの健康長寿のカギを握っています。「口は長寿の門」なのです。

この本との出会いを機に、「口」を活かしケアすることは全身の健康につながるということを、ぜひ知っていただければと願っています。

『肺炎は「口」で止められた！』●目次

第2章

「食べる力」が「飲み込む力」をつくる

嚥下反射を高める「サブスタンスP」の秘密

第3章

肺炎は「口」で止められた！

病気にならない「口腔ケア」

第4章

健康長寿のカギは「口」にある!
脳も体も元気になるヒント

カバーイラスト　どいせな
本文イラスト　富永三紗子
本文デザイン　ベラビスタスタジオ
編集協力　名富さおり

第1章

なぜ、肺炎の人が増えたのか

食べ物の誤嚥がなくても肺炎は起こる

●肺炎が増えた原因は「口」にあった！

肺炎ってどんな病気？

日本人の死因の第1位は悪性新生物（がん）であることは、皆さんよくご存じだと思います。心疾患と脳血管疾患はときおり順位が入れ替わることもありましたが、「がん、心疾患、脳血管疾患」は、長らく「死のトップスリー」であり、日本人の命を奪う恐怖の存在でした。

ところが、この順位に最近、変動がありました。2011年のことです。それまで第4位だった「肺炎」が、脳血管疾患を抜いて第3位。以来、2016年まで3位を維持しています。

では、皆さん、ここで質問です。

脳梗塞やくも膜下出血などを含む脳血管疾患を抜いて日本人の死因第3位となった「肺炎」って、いったいどんな病気でしょうか？

死因順位（第5位まで）別にみた死亡数・死亡率（人口10万対）の年次推移

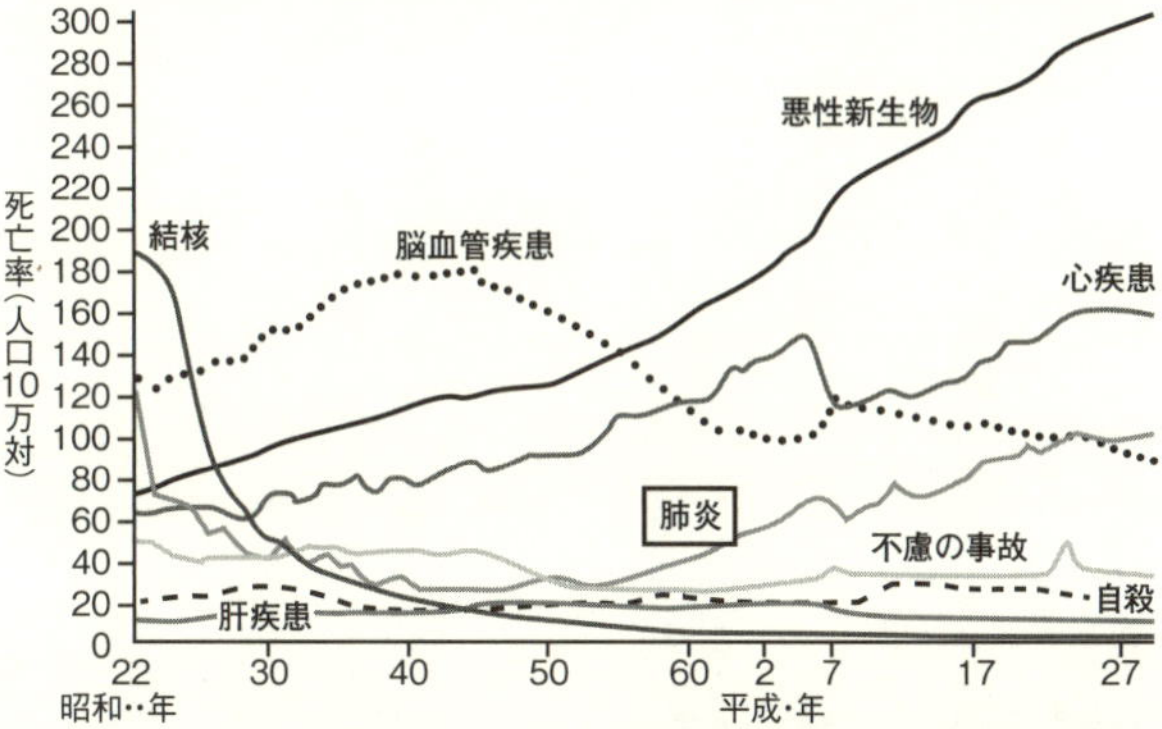

（厚生労働省平成27〈2015〉年人口動態統計）

2011年、肺炎と脳血管疾患の順位が入れ替わり、肺炎が死因の第3位となった。

「高熱が出る？」

これはまちがい。意外ですが、肺炎になっても高熱が出ないこともあります。

「咳《せき》がひどい？」

これもケース・バイ・ケース。一般的に肺炎は風邪に似た症状といわれていますが、熱や咳がなく、倦怠感や食欲不振だけということもあるのです。しかし、症状が激しくないからと甘く考えてはいけません。発見が遅れると急激に悪化することもあるからです。

「冬にかかる病気？」

肺炎の原因となる細菌は1年中存在しています。病気で抵抗力が落ちている方、体力がない高齢者や小さなお子さんなどは、季節に関係なく肺炎になることがあります。

「放っておいたら治らない？」

これは正解。きちんと病院で原因菌を特定し、適切な薬を用いた治療をしなくてはいけません。症状によっては入院が必要なこともありますが、菌の特定が難しいケースや薬が効かない耐性菌が存在するため、困難な治療になることも珍しくありません。

「お年寄りがなる病気？」

これはほぼ正解です。確かに、「高齢」で「体力低下」していると肺炎のリスクは上昇します。この状態はいわば黄色信号。

しかし、そこに「お口の状態の悪化」が加わることによって、肺炎リスクはググッと上昇、一気に赤信号に突入するといってもいいでしょう。

逆にいえば、「高齢」で「体力低下」している方でも「お口の状態」に問題がなければ肺炎とは無縁でいられる可能性は高いですし、若い人でも体力が落ちてお口の状態が悪くなっていると肺炎の心配があるのです。

口のなかは菌でいっぱい

さて、ではどうして「口」と「肺炎」に関係があるのでしょうか？「口」のなかをのぞいて考えてみましょう。

口のなかというのは形態が実に複雑です。硬い歯と一緒にやわらかい歯茎《はぐき》、さらにやわらかい粘膜（頬の内側や唇など）が同居しています。自然な状態の歯もあれば補綴物《ほてつ》（虫歯のあとをかぶせたりしたもの）がある歯、義歯（入れ歯）もあります。

小さな口のなかに存在しているのはこれだけではありません。「菌」もまた多数存在しているのです。その数なんと600種以上！ 口のなかは菌にとって「温度、湿度、栄養」の三拍子揃った絶好のすみかなのです。

これらの菌が必ずしも悪さをするわけではありません。お口を正しく清潔に保っていれば問題はありませんので、どうぞご安心ください。

しかし、お口のケアを怠ると菌はその隙を突いてきます。歯周病や虫歯などの原因となるだけではありません。口のなかの「弱点」に攻め込み、そこから血液中に侵入し、心臓病、糖尿病、動脈硬化、腸炎、骨粗鬆症《こつそしょうしょう》といった病気を引き起こすことがわかってきました。

そして実は、肺炎も口のなかの菌が肺に入り込むことで発症するケースがあるのです。とくに高齢者では、その傾向は顕著です。人体の機能上、口から飲み込んだものは肺に入らないはずですが、咀嚼《そしゃく》力や嚥下《えんげ》力が低下した高齢者の場合、誤って肺に落ちてしまうことがあります。

このとき、歯科的なアプローチで、肺炎を防げる可能性があるのです。

ないがしろにされてきた「口」

「歯科」は、そもそも人の生死と直接的な関わりがないといわれてきました。虫歯は確かに痛いですが、それで命を落としたという方は聞きません。

そんなわけで「歯」の問題を軽視する方もいらっしゃいますが、最近は「治療から予防へ」という意識改革が進みました。また、「白い歯」「美しい歯並び」という「審美」への関心も高まり、セルフケアに熱心に取り組む方が増えています。

しかし、高齢者、つまり65歳以上、とくに70代以降の方々の口のなかを拝見していると、この世代は「口」への関心が低い時代を生きてきたのだなとしみじみ感じるのです。戦中戦後に生まれ、食べることで精一杯の時代、口のケアに意識を向け、時間をかける余裕な

口腔ケアの考え方

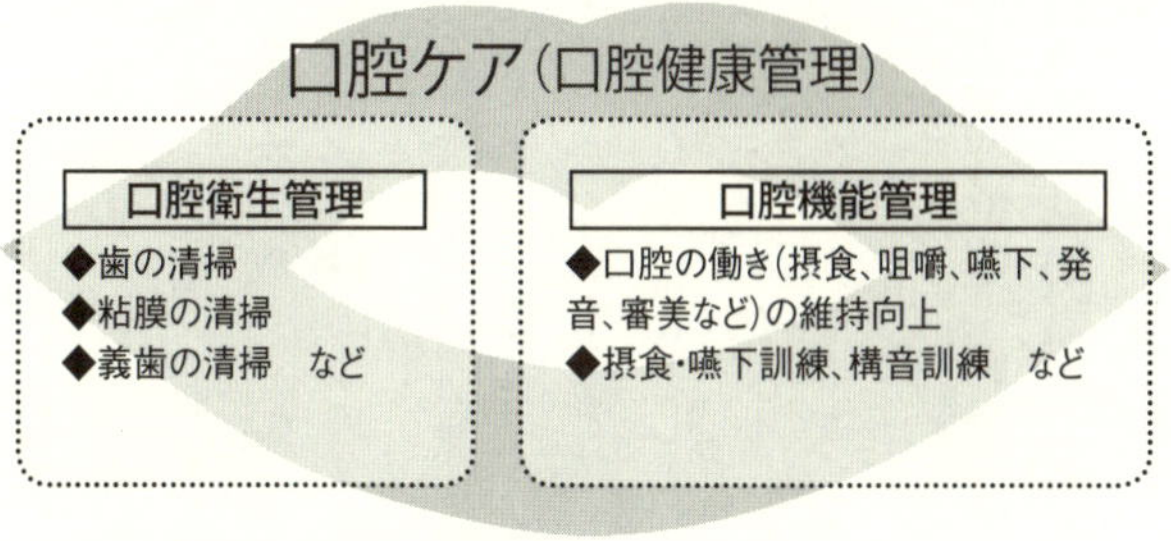

口腔ケアは単に口腔内を清潔に保つことにとどまらず、咀嚼や嚥下、発音など機能面へのアプローチも含む。

どなかったのはもっともなことでしょう。

お口のケアへの関心の低さから口腔内環境が悪化。次第に菌が増殖して誤嚥から肺炎へと進み、その結果、死に至る高齢者が増えたことが、肺炎を死亡原因第3位に押し上げたと私は考えています。

裏を返せば、「お口のケア＝口腔ケア（専門的には口腔健康管理）」によって肺炎は防げるということです（呼吸器の最上部という位置づけを踏まえ、歯、歯茎、舌、口内の粘膜、咀嚼・嚥下に関わる筋肉、これらすべてひっくるめてケアするので、「口腔ケア」と表現したいと思います）。

もしも、きちんとした口腔ケアの知識があり、日々実践できていれば、口のなかで菌が増えることもなく、菌が肺に侵入することも少なく、肺炎で苦しい思いをすることもなかったかもしれません。

では、「肺炎予防につながる口腔ケア」とはいったいどんなものなのでしょうか? それは単に「口のなかを清潔に保つ」だけではないと私は考えます。

「歯・歯茎・舌・粘膜などが清潔である」こと。適切に「噛める」こと。安全に「飲み込める」こと。これらが成り立つことが私が考える「口腔ケア」です。「衛生管理」と「機能管理」のふたつのアプローチによって可能となります。

適切な口腔ケアを継続すると、肺炎やさまざまな病気の予防になるだけではありません。食事を楽しむことができ、発声が明瞭になるので会話が可能となり、表情が豊かになって外出を厭《いと》わなくなるなど嬉しい効果もついてきます。

皆さん、日々の暮らしのなかで、「がん予防のために抗酸化作用のあるものがよい」「血液サラサラのために青魚」「太らないように糖質オフのビール」など、「食べ物・飲み物」にはいろいろと気をつかっていることと思います。これからは、ぜひ「食べ物・飲み物の入り口」である「口腔」にも同じように注意を払ってください。「肺炎予防に口腔ケア」。死亡原因第3位の「肺炎」の予防に、これほど重要なことはないからです。

開所時から私が嘱託で歯科治療をおこなっている老人ホームがあります。そこの施設長はこうおっしゃいました。

「開設から13年、今では肺炎になる方はほとんどいません。70名ものお年寄りがいて、ですよ。よその施設と衛生管理の方法や職員数はそう変わりはないでしょう。大きな違いは、スタート時から米山先生に口腔ケアを指導していただき、スタッフも熱心に関わってくれることです」

また、38年間嘱託の歯科医をしている特別養護老人ホームの主治医も、某学会で次のような発言をなさいました。

「米山先生の口腔ケアが定着した現在、当施設では肺炎で亡くなる方はほとんどいません」

自分のことを書くのは照れくさいのですが、「口腔ケア」の有効性を皆さんに強く実感していただきたいので、お二方の言葉を引用させていただきました。

肺炎は自分自身のケアと周囲の理解とケア（行動）で予防できます。それも、少しの労力でよいのです。ただし、毎日継続しておこなうことが大切です。衛生管理で口のなかが快適になり、機能管理によって食やコミュニケーションの楽しみが倍増するというオマケもついてきます。口腔ケアは「継続」がなにより大切で、そのためには「習慣化」することです。「若いから大丈夫」と軽く考えず、年をとったときに生活の一部として定着しているように、若い方にも今日から取り組んでほしいと思います。

●これから肺炎はさらに増える!?

医療の進歩と肺炎の関係

２０１６年の人口動態統計（厚生労働省）によると、肺炎で亡くなった方のうち65歳以上が占める割合は実に97％以上。

肺炎が高齢者にとっていかに危険な病気かがわかります。

今後、高齢者の割合がどんどん高くなる日本では、肺炎で亡くなる方がさらに増えると予想されます。

口腔内の菌が肺炎の原因になると前述しました。高齢者や介護が必要な方への口腔ケアができる専門家の育成が追いついていないこと、高齢者ご自身の口腔ケアへの無関心などが原因で肺炎で亡くなる高齢者は増える……、こう書くと読者の皆さんは「ああ、なるほどね」と納得されるでしょう。

では、「『医療の進歩』もまた、肺炎で亡くなる高齢者を増やす一因となりうる」というのはどうでしょうか？　にわかには信じられないでしょうが、残念ながらこれもまた事実なのです。

大病の「出口」が肺炎への「入り口」に

長らく死因第3位だった脳血管疾患は、救急体制、医療機器、治療薬が進歩し、発症から数時間以内であれば命を脅かすことは少なくなってきました。

脳血管疾患に対する人々の関心も高く、脳ドックを定期的に受診している方も珍しくありません。一般の方の知識が豊富になったおかげで、家庭や職場でも初期症状を見逃すことがなくなり、早期発見・治療ができるケースも増えました。

昔から、脳血管疾患の直後は肺炎になりやすいことは医療関係者にとって周知のことなので、治療のなかで抗生物質を投与しています。

しかし、問題は初期の治療が一段落してから。脳血管疾患の「後遺症」です。

脳血管疾患の場合、その疾患部位によって咀嚼や嚥下がうまくいかない、誤嚥したものを吐き出すための咳がしっかり出ないといった後遺症がみられます。その結果、肺炎を発症するケースがあるのです。これは、衛生面と機能面からしっかり口腔ケアをおこない、経過を観察しながらできるだけ速やかに「食べるリハビリ」をしていけば避けられるはずの肺炎です。

食生活の欧米化によって、脳血管疾患の患者さんは今後も増え続けることでしょう。しかし、脳血管疾患そのものは以前ほど命に関わらない病気になりつつあります。

一方、肺炎はというと、とくに高齢者にとっては、昔も今も「命に関わる病気」です。

全国11箇所の特別養護老人ホームで口腔ケアに関する調査を実施した際、肺炎で亡くなった患者さんの多くに脳血管障害の既往がありました。

せっかく、脳血管疾患を生き延びたのに肺炎で亡くなってしまう。

脳血管疾患だけではありません。がんをはじめとする難病とされる病気の治療や新薬開発が進歩するほどに、その病気では助かったものの、口腔ケアの不十分が招いた肺炎によって亡くなってしまう……本当に残念ながら、こうしたケースがこれからますます増えていくと考えられるのです。

●せっかく残した「歯」が肺炎を引き起こしていた⁉

「8020運動」はこうしてスタートした

「80歳になっても20本以上自分の歯を保とう」というスローガンを掲げ、厚生省（当時）と日本歯科医師会によって、1989年に「8020運動」がスタートしました。

当時、私は厚生省の研究班に在籍していましたが、正直いってこのスローガンはどう考えても実現できるわけがないと考えていました。

1983年に歯周病研究のために留学していたスウェーデンから帰国した私にとって、日本の高齢者が「20本以上の歯を残す」なんてことは逆立ちしても「無理」だとしか思えなかったのです。

当時も今も歯科先進国と評されるスウェーデンでは、プロフェッショナル・トゥース・クリーニング（歯科医師や歯科衛生士が、機械的歯面研磨、歯ブラシ、デンタルフロスなどで歯のクリーニングをする）の概念のもと、「要介護高齢者に口腔ケアを」という考えがすでに浸透していたのです。高齢者の歯のケアに対する関心は高く、見学した老人病院では、1年に1度入所者の唾液検査をおこない、口腔内の状況と健康状態との関連を研究していました。

留学前に老人ホームでボランティアをしていた私は、日本の高齢者の口のなかの惨憺《さんたん》たる状況を思い起こし、両国の差に愕然《がくぜん》としたものです。

スウェーデンは現状改善のための活動ができている。かたや日本では、次々生じる問題（虫歯、入れ歯の不適合など）に向き合うそばから新たな問題発生の繰り返し。この違いはなんだろうと。

2年の留学を終えて帰国したとき、日本の歯科界にも発展を感じましたが、「高齢者の口腔ケア」というジャンルは、あいかわらず未開発といわざるを得ない状態でした。当時の80歳といえば、歯が残っている人はほんのわずか。残っていてもよくて数本。根っこだけがかろうじて残っている方、総入れ歯の方も珍しくありません。留学前と全然変わっていない現状から、とても「8020運動」が目標達成できるとは思えなかったのです。

歯は「良い状態」で残してこそ意味がある

「8020運動」がスタートした1989年頃は、80歳以上で20本以上の歯がある方の割合は7・0％（ちなみに80歳で残っている歯の数の平均は4・0本）。

それが2005年には20％を超え、スタートから30年近くが経過した現在、80歳で歯が20本以上残っている方の割合はというと、なんと51％！ 80歳以上の方の半数以上で、20本以上の歯が残っているというのです。

運動スタート時と現在の大きな違いとして、フッ素入り歯磨き粉の普及があると指摘する専門家もいます。確かに日本はフッ素入り歯磨き粉の普及が遅く、当時は市場の約1割程度のシェアでした。現在はほとんどの歯磨き粉がフッ素入りで、子どもの虫歯も大幅に減少しています。

「なんだ、歯が残っているならいいじゃないか」とお思いかもしれません。そもそも、この運動は「1本でも多く歯を残すのはいいことだ」という大前提ではじまったのですから。

しかし、私はこの前提に単純に賛同しがたいのです。

歯医者にあるまじき発言でしょうか？ いいえ、歯医者だからこそいえるのです。歯は残せばいいというものではありません。「良い状態で」残してこそ意味があるのです。

もしも残った歯がグラグラしていたら？

しっかりフィットした入れ歯のほうがよく噛むことができますから、食事を楽しく味わえるでしょうし、きちんと咀嚼できれば誤嚥の危険も減って肺炎も防げるはずです。

歯周病が進んでいたり、歯の表面にたくさんの細菌が付着していたら？

歯があることによって口腔の衛生状態が悪化していると、自覚していない不顕性《ふけんせい》の誤嚥で多量の菌が肺に侵入し肺炎を引き起こす危険があるのです。

「８０２０運動」そのものを否定しているわけではありません。しかし、繰り返しますが「歯は良い状態で残してこそ意味がある」もの。当時の達成率７・０％が、約30年で51％にまで急激に上昇しているのは、手放しに喜べないのです。

急激な上昇と足並みを揃えて口腔ケアの知識や実践が著しく広まったかというと、そこに大きな「？」を付けざるをえません。

残した歯をしっかりとケアしていかないと、かえって肺炎のリスクを高めてしまうのです。

●「飲み込む力」が低下していなくても肺炎は起きる

誤嚥性肺炎が起こるメカニズム

高齢者がかかる肺炎のほとんどが、飲食物が食道ではなく気管に入ってしまう「誤嚥」が原因の「誤嚥性肺炎」といわれています。

普段、何気なくおこなっている「ものを飲み込む（嚥下）」という動作ですが、これは実に繊細なメカニズムのうえに成り立っているのです。複雑な機械は壊れやすいといわれますが、人間の機能も同様。加齢によって衰えるのもむべなるかなという気がします。

人間の喉《のど》は、呼吸のための空気が流れる「気管」と飲食物が通る「食道」とが交差する複雑な構造になっています。構造上、飲食物が食道ではなく気管に落ちる「誤嚥」が起きやすくなっているのです。

構造の複雑さに加えて嚥下のシステムもとても繊細。飲食物が気管と気道の交差している部分にさしかかった瞬間、気管のうえについている蓋《ふた》が閉じられます。わずか0・5〜0・7秒という1秒にも満たない瞬間、蓋が閉まり気管の入り口が閉じられることで、飲食物

年代別入院肺炎症例における誤嚥性肺炎の割合

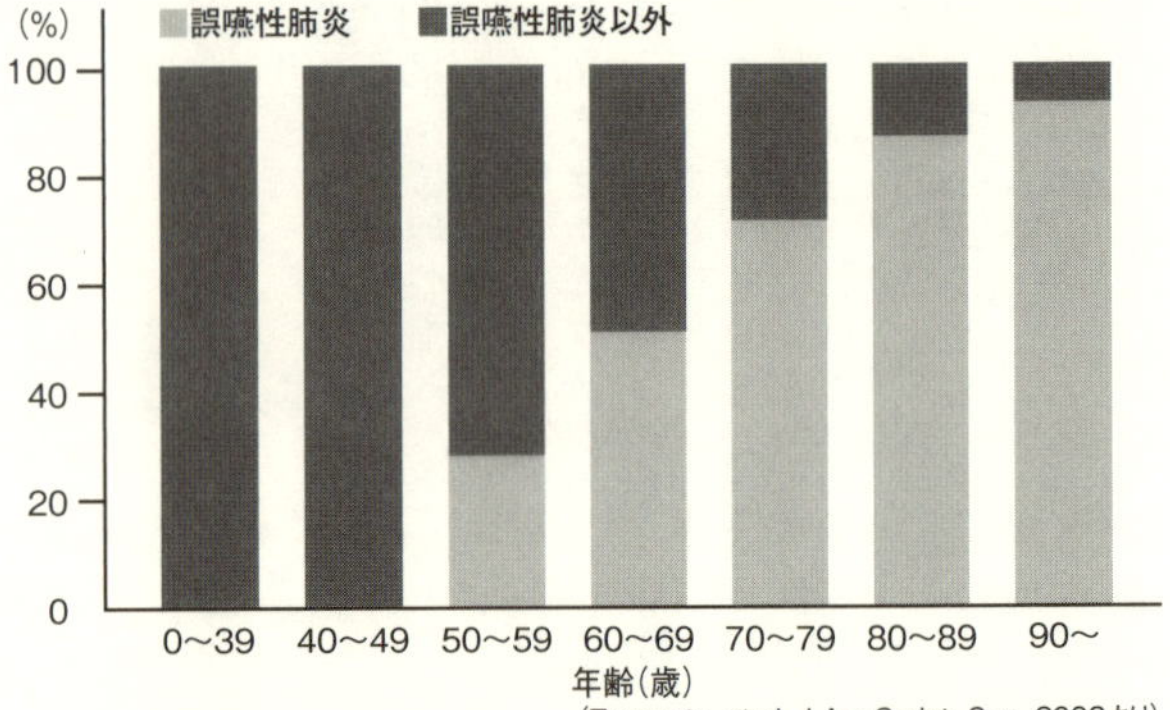

(Teramoto, et al. J Am Geriatr Soc. 2008より)

60代以降になると入院を伴う肺炎の50%以上が誤嚥性肺炎といわれており、この割合は加齢とともに増加する。

は食道へと進んでいくことができるのです。

誤嚥性肺炎は、気管の蓋がうまく閉まらず、口腔内の細菌がくっついた飲食物が気管に入り込んでしまったために引き起こされるのが主な原因ですが、誰しもが発症するわけではありません。口腔内の細菌が少なければそれほど肺で暴れることはできませんし、体力があれば細菌に負けることもありません。

また、誤嚥が起きるとかなりの違和感がありますので、普通であれば咳が出て誤嚥したものを吐き出そうとします。皆さんも、食事中に大笑いしたはずみで誤嚥して、激しく咳き込んだという経験があるのではないでしょうか。誤嚥は意外と身近なものなのです。

咳やむせるなど、誤嚥に対する反応があると「顕性誤嚥」といいます。お年寄りが食事のたびに咳き込む・むせるなどの反応がある場合は「顕性誤嚥」。「あ、誤嚥だな」とわかりやすいので、むせにくい食事にするなど対策をとることができます。

一方、「人知れず発生している誤嚥」というものがあります。「不顕性誤嚥」といい、本人も知らないうちに気管に飲食物や唾液が入ってしまうケースです。

ごく少量の飲食物だと食事中に気管に入っても気がつかないこともありますし、睡眠中であれば唾液が入っても認識することはできません。こちらは咀嚼力や嚥下力に問題がない元気な人でも起きていることがあります。

健康な人にも起きている不顕性誤嚥

不顕性肺炎について、東北大学医学部教授（現名誉教授）の佐々木英忠先生の研究グループが興味深い実験をおこないました。

肺炎が治った高齢者の口のなかに徐々に成分が溶け出す特殊なシートを貼りつけ、翌日に肺の様子を撮影したのです。

その結果、約70％の方は肺にシートの成分を取り込んでいたことがわかりました。この方々の肺炎の原因は「誤嚥」。しかも就寝中に起きていた不顕性誤嚥だったといっていいでしょう。就寝中に口腔内の細菌を肺に取り込んでいたのです。

ちなみに、健康な方に同様の実験をおこなったところ、こちらの結果はわずか10％だったということで大きな差異がありましたが、一方健康な方でもこれだけ不顕性誤嚥が生じているということにも驚きました。顕性誤嚥同様、不顕性誤嚥もまた身近なものといえるのです。

健康であれば少々の細菌が気管から肺に入り込んでも問題ないとはいえ、毎年猛威をふるうインフルエンザにかかって体力が落ちてしまったときはどうでしょうか？　チリも積もれば山となるで、日々少しずつ細菌が肺へとたまっていったら？　不顕性誤嚥が肺炎につながらないとはいえません。

「口腔ケア」というと虫歯や歯周病など、口のトラブルをケアするイメージの方がほとんどだと思います。しかし、口腔ケアは「予防」のためのものであり、口腔ケアによって、虫歯や歯周病はもちろん、誤嚥性肺炎などを未然に防げるのです。お口のなかをきれいにすると、体のなかまできれいになるのです。

誤嚥性肺炎はこうして起こる

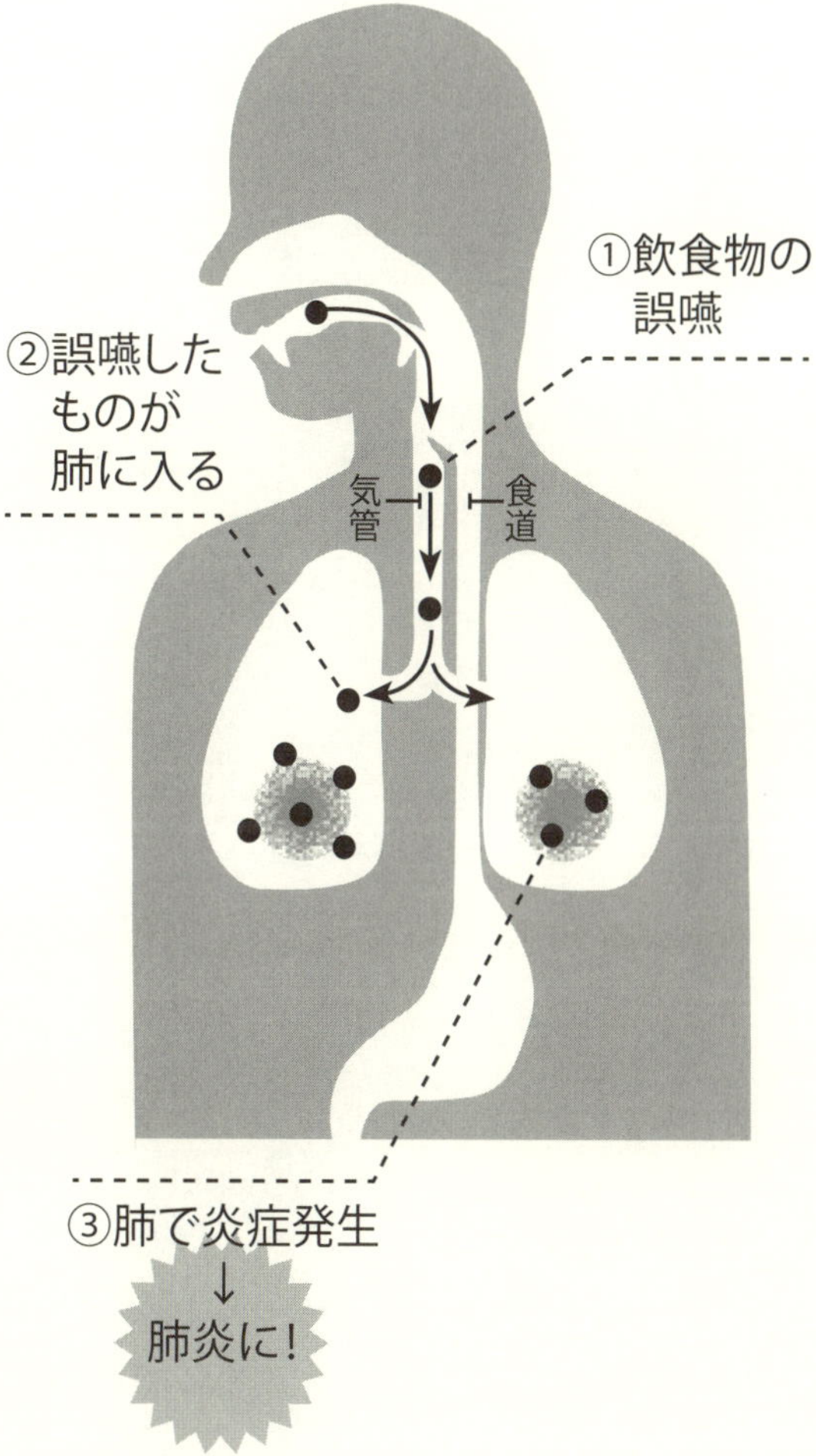

肺炎をはじめ全身の健康に大きく関わっているのが「口」。家庭や仕事で忙しく我が身を省みる時間がないという40代、50代の働き盛りの方々こそ、近い将来のために「健康は口から」を意識してほしいと願います。

この世代の方に頑張ってもらえれば、上の世代、下の世代の両方に、「口の健康が体の健康へ」という意識づけができるようになるという期待もあります。

とはいえ、人は「危機感」がなければなかなか動けないものです。あなたの身にも「肺炎の遠因となりかねない不顕性誤嚥が起きている」（脅すようで申し訳ないのですが）と思って、口腔ケアに取り組んでください。

●「口腔ケア」で発熱が減った！

介護施設ではじめた口腔ケア

ちょっとここで、私の開業までの経緯と歯科医としての「軸足」についてお話しさせてください。「口腔ケアと誤嚥性肺炎」の研究に取り組むプロローグとなるからです。

1981年からの2年間のスウェーデンでの留学を終えた私は大学の歯周病科で研究を続け、その後、臨床医として研修を積み、いよいよ生まれ育った地元で開業する運びとなりました。

地域の方々のお役に立ちたいという気持ちは歯科医を志したときからありましたが、留学や研究を通して「私なりの役立ち方」に明確な道筋ができていました。

もちろん「治療」は大切ですが、私は「予防」に軸足を置いてやっていきたいと心に決めていました。「治療しないと経済的に成り立たない」という声も同業者からはあがるでしょうが、歯のケアは専門家の指導と定期的なチェックが欠かせません。

「歯科先進国」とされるスウェーデンは、正しくは「予防歯科先進国」。虫歯の治療が必要な患者さんは少ないのですが、だからといって歯医者はヒマではありません。なにせまだ生まれる前から、その子の歯のケアについて両親へレクチャーをはじめるのですから、虫歯の患者は少ないのに歯医者が足りないといわれているほどです。

「予防」に軸足を置くことで、患者さんとは長いおつきあいができます。その方の「歯」に責任をもてるのです。

そんな思いのなかで開業した私は、大学卒業後の1979年から、すなわちスウェーデン留学前から関わっていた特別養護老人ホームでの歯科治療も継続することにしたのですが、ここで理想と現実の壁にぶち当たります。

先にも述べましたが、スウェーデンでは「要介護高齢者に口腔ケアを」が徹底されていました。しかし、日本では歯磨きや舌のケアといった基本的な「口腔のケア」も一般にまだまだ広まっていない時代です。

ましてや、口腔内の細菌と誤嚥性肺炎との関連もまだはっきりしていない頃。「歯がない高齢者に特別なケアは必要ない」という考えが一般的となっており、さらに現場は慢性的な人手不足です。

十分な口腔ケアがなされていない入所者。口腔から発せられる独特のにおいが漂う施設内。スウェーデンへ留学する2年前と、まったく状況は変わっていませんでした。

いいえ、変わっていたこともあります。2年前にはお元気だった方々がいなくなっていたのです。その多くの方が肺炎で命を落とされていたのでした。

「とにかく口腔ケアをやってみよう」

特別養護老人ホームでは私を含め2人の歯科医師、2人の歯科衛生士が治療にあたっていましたが、グラグラした歯を抜いたり、入れ歯の調整をしたりという対症療法に追われていました。そう、文字通り「追われて」いたのです。

歯1本1本を診《み》るのではなく、広く「口腔」としてとらえ、ケアを含めた根本的な治療にあたらなければ、あっちが終わればこっち、こっちが終わればそっちと、モグラ叩きのように次々に問題があらわれるのです。

治しても治しても治らない。そんな状況に、私を含め歯科治療に関わるスタッフは精神的に疲弊していきました。施設には百余名の入所者がいらっしゃいましたが、年間20～30名の方が退所していきます。退所理由の95％が死亡（死因の半数近くは肺炎）。この厳しい数値に、なす術もないのか。私たちがおこなっている歯科治療が根底からゆさぶられる思いがしました。

しかし、鬱々としていてもなにかが変わるわけではありません。歯科治療スタッフでディスカッションを重ね「とにかく現状を変えなくてはいけない。口腔ケアがどうのこうのと難しい説明は後回し。『さっぱりした気持ちになっていただく』、それだけで十分だ。まず、やってみよう!」ということになりました。

それから毎月2回の診察でブラッシング指導や専門家によるケアを取り入れることにしたのです。

思い悩んだ末に「えいやっ」と飛び込んだものの、実際にはじめてみると入所者の方からは大好評。驚いたことに、認知症の症状がある方もケアを希望されるようになりました。「口のなか」は繊細なところでもあり、ケアのあいだずっと口を開けているのは楽ではありません。虫歯の治療でもないのに「口」を委ねるには、ちょっと勇気が必要だったかもしれません。

こうした気持ちのハードルを越えてチャレンジし、その結果として爽快感が得られるとスタッフへの信頼が生まれるようです。その後、ケアの受容度が格段によくなり、コミュニケーションもスムーズになりました。

刺激を伴う口臭が消え、笑顔が戻った

入所者の多くは口腔内に細菌の塊《かたまり》である「バイオフィルム」ができてしまっていました。台所の流しや配水管に付着したヌルヌルをイメージしていただくとよいでしょう。非常に強力な力で歯や義歯、舌の上などに付着するので、きれいにするには専門家の手が必要です。

バイオフィルムを取り除くと、入所者ご自身はもちろん、施設の職員さんやご家族を悩ませていた強い口臭がなくなりました。歯科治療の際、思わず目をきつく閉じるほどの刺激を発する口臭がなくなったのです。施設内に漂う独特のにおいも消えました。

口臭を気にすることがなくなり、入所者の方は表情が豊かになり、動作も活発になりました。定時におこなわれる口腔ケアで生活にメリハリもつきました。

施設の職員さんも変化を認めてくださり、施設をあげて「口腔ケア」に本格的に取り組むことになったのです。「毎月2回の診察のときだけではもったいない、毎日口腔ケアをしていこう」というわけです。

日々の介護で大変ななか、さらに口腔ケアに取り組むのはご苦労もあったと思います。

日勤の職員さんは自主的に帰宅時間を30分遅らせてまで、夕食後のブラッシングを担ってくださったそうです。

職員さんの原動力となったのは利用者の皆さんへの「思い」ではなかったでしょうか。職員さんも私たち歯科治療スタッフも同じ思いを抱いています。入所者の皆さんに、少しでも快適に、少しでも楽しく過ごしていただきたい。そのお手伝いをしたいのです。

「口腔ケア」と「肺炎」がつながった！

施設で口腔ケアがすっかり定着して数年が経過した頃、婦長さんが、ふとこんなことをおっしゃいました。

「この10年、施設の介護の内容はほぼ変わっていないんですよ。唯一、変わったことといえば、先生方歯科治療スタッフの影響で職員も口腔ケアに積極的に取り組むようになったことだけです。おかげさまで、入所者のなかで熱を出す方が本当に減って、肺炎になった方も減ったように思います」

一瞬、どういう意味なのか理解しかねていると、婦長さんはなおも続けました。

「大学病院に勤めていた駆け出し時代、衰弱した患者さんがいたらガーゼで口のなかを繰り返し拭いなさいと先輩看護師に教えられたんです。そのときは、どんな意味があるのかわからなかったんですけど。こういうことだったんですね」

そのときです、「口腔ケア」と「肺炎」が私のなかで結びついたのは。

どうしてもこの因果関係を科学的に明らかにしたい。しなくてはいけない。

証明すべきテーマは決まった。では、どのようなアプローチをしたらいいのか？

口腔ケアの成果が出やすく健康状態に反映されやすいのは、「口腔状態が悪く、健康状態がよくない方」、そう、高齢者の方々です。そこで「高齢者の方の発熱＝肺炎」に的を絞り、研究をスタートさせました。

●研究で実証された口腔ケアの肺炎予防効果

口のなかの細菌が肺炎と関わっている

肺炎の患者さんの痰《たん》には口腔内に存在する細菌が含まれていることから、口腔内の細菌が誤嚥によって肺に入り込んでいることはわかっていました。しかし、その細菌が直接的な肺炎の原因かどうかまでは、当時は確定できなかったのです。

口腔内の細菌が誤嚥性肺炎に関係していることを証明するためには、「口腔ケアをするグループ」と「口腔ケアをしないグループ」で、肺炎の発症率に差があるかを比較しなくてはいけません。

まず、口腔ケアによって細菌が本当に減るのか、減るとしたらどれくらい減るのか調べる必要があります。

長野県の特別養護老人ホームで5カ月、「1日1回、歯科衛生士が口腔ケアをするグループ」と「口腔ケアをしないグループ」で調査をしました。その結果、前者はプラーク（歯《し》垢《こう》）が減り歯肉炎も改善、口腔内の細菌数も減少しました。

このとき咽頭の細菌数も調査したところ、前者は5カ月目には開始時の10分の1にまで減少したのに対し、後者は徐々に増加していました。

「口腔ケア」といっても、プロしか使えないような特殊な薬剤を使ったのではありません。やわらかめの歯ブラシ、歯間ブラシ、デンタルフロス、スポンジブラシなど、皆さんが普通に入手できるグッズを使っただけです。

それによって、口のなかはもちろん、咽頭の細菌まで減らすことができたのです。もう少し突っ込んだ調査を静岡県浜松市の3施設に協力していただいて実施したところ、同様の結果が得られました。

さて、口腔ケアによって口腔内・喉の細菌数が減ることははっきりしました。では、口腔ケアで細菌数が減ると、本当に肺炎も減るのでしょうか？

特別養護老人ホームで1年半かけて口腔ケアの有無と「発熱日数」の関係を調査してみました。すると、口腔ケアをしているあいだは発熱日数が減り、ケアを中止すると発熱日数が増えるという結果が出たのです。

発熱は肺炎の入り口ですから、この結果はまさしく「口腔ケアと肺炎の因果関係」を示すものです。しかし、研究として認められるためには、さらに長期間にわたって多くのデータを集めなくては説得力がありません。

口腔ケアで肺炎は防げる！

口腔ケアと高齢者の方々の肺炎との関連をつまびらかにしようと意気込んだものの、どうアプローチしたらよいか考えあぐねているとき、東北大学医学部の佐々木英忠先生の「歯ブラシで肺炎予防」という新聞記事を目にしました。

ご多忙の先生に面談を申し込むと、研究に関する多くのアドバイスをいただくことができただけでなく、先生のご尽力で国から研究費が支給されることになったのです。調査をはじめてからは何度となく東北大学までうかがい、データ分析に協力していただきました。

研究の実際面だけではなく、医科の先生と共通認識を構築できたことに、なにより大きな意味がありました。

「口」の研究であると同時に「全身の健康＝肺炎予防」に関わる研究でもあります。研究段階で歯科医師・歯科衛生士といった歯科側だけでなく、医科側の先生と連携を組めたおかげで、さまざまなプロフェッショナルが連携するという理想的な口腔ケアのスタイルのひな型をつくれたと思うのです。

佐々木先生のご協力、ご指導もあり、全国11箇所の特別養護老人ホーム入所者を対象とした2年間におよぶ大規模な調査がスタートしました。

調査では、入所者を「口腔ケア群（週に1回歯科衛生士が職員と連携し、口腔内のケアをする。184名）」と「対照群（本人または介護者による従来通りの口腔清掃をする。あるいはこれまで通りしない。182名）」に無作為に分けて、両者の2年間の「発熱発生率」「肺炎による入院」「死亡者数」を比較することにしました。正確な結果が導き出せるように、スタート時に両者の全身状況に有意差がないよう十分に配慮しました。

結論から述べましょう。

「口腔ケアによって要介護高齢者の肺炎は予防できる」

調査によってこのことが明らかになりました。

49ページのグラフに示したように、7日以上の発熱があった人は、口腔ケア群15%、対照群29%と、口腔ケアにより発熱がほぼ半分になっていました。また、肺炎になった人は、口腔ケア群11%、対照群19%と、口腔ケアにより約4割も肺炎発症率が抑えられていたのです。

なお、肺炎による死亡者の割合は、口腔ケア群7%、対照群16%となっていました。

一連の研究をまとめた論文は、世界五大医学雑誌と評される『The Lancet』にも掲載されました。この論文に対してアメリカ老年医学会は「経済効果は3億ドル以上」と同学会誌に掲載。東京大学大学院医学系研究科の大内尉義《やすよし》教授（当時）は、「口腔ケアによる肺炎患者の減少による節減額はさらに3倍以上」と厚生労働省の社会保障審議会医療保険部会で報告なさっています。この研究が「口腔ケア」定着の一助となったのであれば、これ以上ない喜びです。

さて、調査ではデータの取りやすさから施設に入所されている高齢者の方々にご協力をお願いしましたが、口腔ケアは高齢者だけに必要なわけではありません。

全身の健康状態、肺炎の予防に口腔ケアが大きく関わりがあることは、若い方でも同様。高齢者は誤嚥による肺炎が多いのですが、若くても健康でも、知らないあいだに誤嚥（不顕性誤嚥）が生じていることは前述しました。就寝前に口腔ケアをおこなっていれば、避けようがない就寝中の不顕性誤嚥によるリスクを軽減できるといえます。

口腔ケアで肺炎も発熱も減少

期間中の発熱発生率

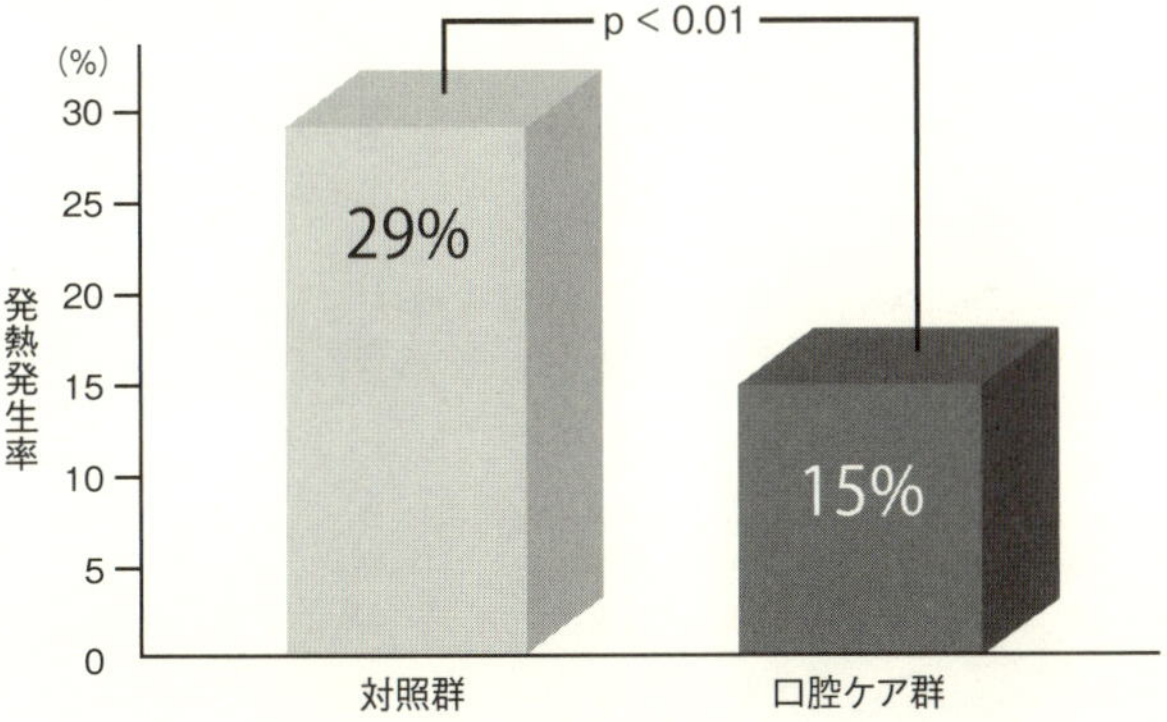

口腔ケアにより2年間で発熱の割合はほぼ半減した。

期間中の肺炎発症率

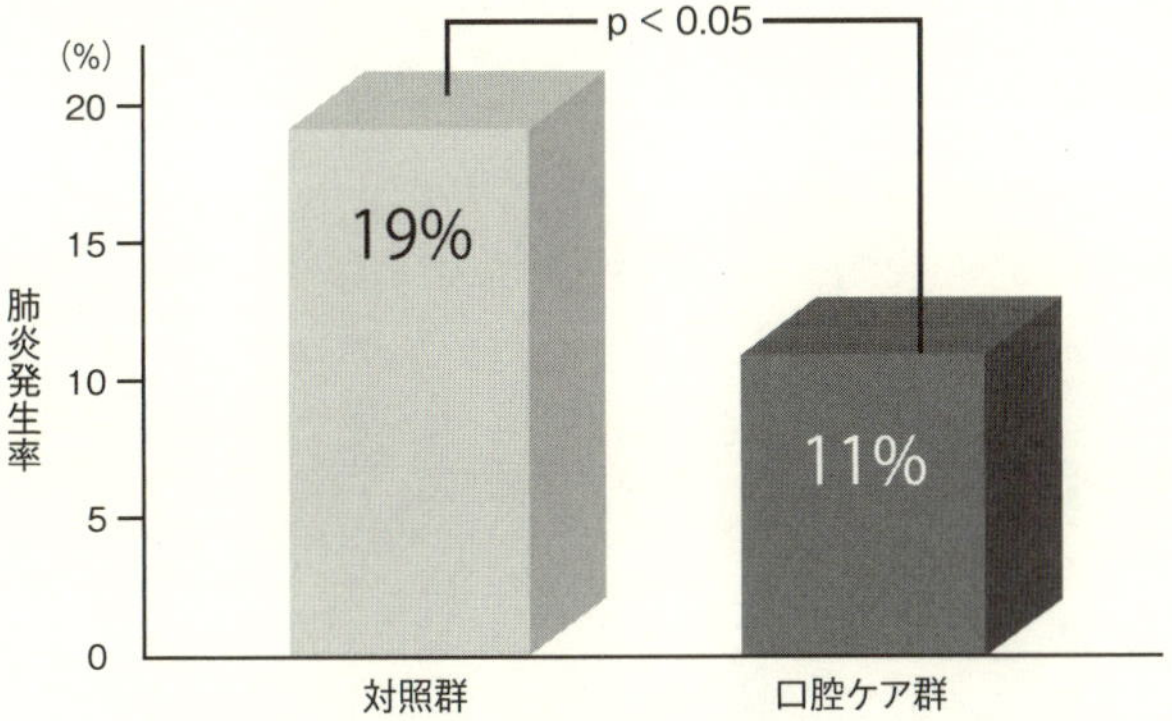

口腔ケアをおこなったグループは、口腔ケアをしてないグループと比べ、肺炎の発症率が約4割減少した。

(Yoneyama T., et al. J Am Geriatr Soc 2002より)

●「食べなければ歯磨きはいらない」という大誤解

経管栄養の人こそ口腔ケアが必要

道具や機械の「手入れ」というと、「使用したあとにおこなう」というイメージがあると思います。もしくは、日々使用しているものに対して、不具合が出ていないかのチェックを兼ねて手入れをするという感じでしょう。そう、「手入れ」は「使っているもの」に対してするものと思いがちです。

要介護高齢者の「口」に対しても同様の意識がありました。口から食べられない方には経管栄養（経鼻、胃ろう、経腸）の処置がとられます。「歯磨きは食べたあと」と考えますから、「食べなければ不要」と誤解し、口腔ケアがおこなわれなかったのです。

特別養護老人ホーム・芦花ホーム（東京・世田谷区）の石飛幸三医師は、入所者の肺炎予防のために、なるべく経管栄養を避けること、そして口腔ケアが肺炎予防に効果的であるとご著書のなかで触れていらっしゃいます。「食事をおいしく食べる」喜びを入所者の皆さんに提供するだけでなく、口腔ケアは肺炎予防に効果的であるということです。

「歯科衛生士を中心に看護師、介護士が協力して積極的に始めた口腔ケアです。それが特に効果があったのはなんと経管栄養の方々でした。経管栄養の方は口で食べないので、唾液による口の中の洗浄作用が少なくなっています。だから口腔内で細菌が繁殖しやすいのです。口腔ケアを始めて、慢性誤嚥性肺炎は明らかに少なくなりました。」(『「平穏死」のすすめ　口から食べられなくなったらどうしますか』講談社文庫より)

口に食べ物を入れない経管栄養の場合、確かに食べ物の汚れは口腔内につくことはありませんが、量は減るものの唾液が分泌されているので、ケアを怠ると唾液に含まれるタンパク質がネバネバや口臭の原因となってしまいます。放置すると細菌の温床であるバイオフィルムになって、歯茎、頬の内側、喉と、口腔内のあらゆるところに貼りつき、口臭や不快感は相当なものです。当然、細菌を誤嚥することによって発症する誤嚥性肺炎のリスクも上昇してしまいます。

「噛む力」が誤嚥性肺炎のリスクを下げる

「歯」は咀嚼や発声に必要不可欠な存在です。ご存じのように永久歯は一度抜くと生えできませんから、歯がなくなったら「入れ歯」で代用することになります。

部分入れ歯は残った歯に入れ歯をひっかけて装着します。総入れ歯は歯茎の上に入れ歯をかぶせて装着します。

年齢とともに歯茎はどんどん退縮するのですが、支えるべき「歯」がないと退縮は一層激しくなります。そのため、総入れ歯を被せようにも歯茎の高さが得られず、しょっちゅう入れ歯がずれてしまうケースがあります。グラグラした入れ歯では咀嚼もままなりませんから、入れ歯を使わなくなる高齢者の方も多いのです。

歯がないからといって、食べられないわけではありません。食事をペースト状にしたり、やわらかく煮込むなどの工夫で対処できます。歯のない高齢者の方のなかには、食べ物を舌で上顎に押しつけるなどしてつぶして飲み込み、入れ歯を使わずとも食事ができる方もいらっしゃいます。

では、「歯がない人」と「総入れ歯の人」、誤嚥のリスクが高いのはどちらでしょうか？

ペースト状など飲料に近いものは嚥下も苦労しなさそうに思えますね。しかし、「咀嚼」と「嚥下」は連動する機能なので、咀嚼ができなくなると嚥下の機能もまた引きずられて低下してしまうのです。また、歯がないために咀嚼が不十分だと、どうしても喉に負担を

無歯顎者の義歯使用の有無を比較した肺炎発症率

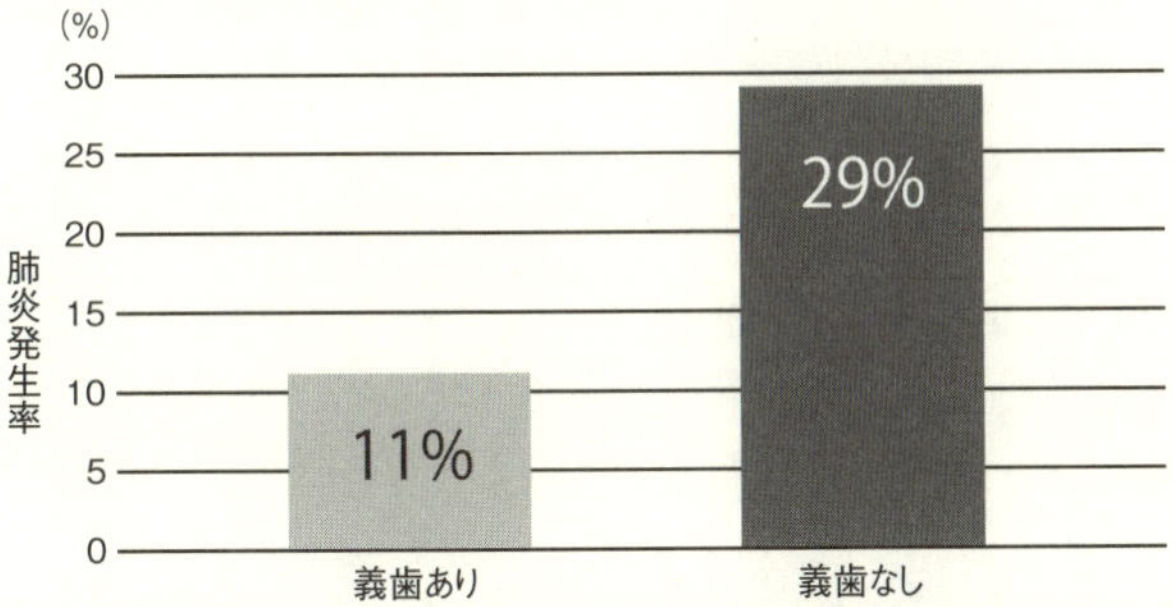

（「要介護高齢者に対する口腔衛生の誤嚥性肺炎予防効果に関する研究」米山武義、吉田光由、佐々木英忠、橋本賢二、三宅洋一郎、向井美恵、渡辺誠、赤川安正）

入れ歯があるほうが誤嚥を防ぐことができるため、肺炎の発症率が低い。

かける丸呑みとなってしまい誤嚥の危険が高くなります。

たとえ自分の歯ではなくても、入れ歯で咀嚼というプロセスができれば、その後を引き継ぐ嚥下も作動するので、誤嚥性肺炎の予防につながります。

口から食べない、歯がないからといって、口腔ケアが不要なのではありません。

そうした方々は誤嚥性肺炎の危険と背中合わせの状態です。しっかりした義歯治療とより一層の口腔ケアが必要なのです。このことは、義歯の大家であり恩師の一人である加藤武彦先生がことあるたびに強調されます。

●ICU、術後の患者さんの肺炎も減少

高齢者だけではない肺炎リスク

患者さんの命を奪うと医療現場で恐れられていた「肺炎」が、口腔ケアによって抑えられることがわかってきました。この項目は専門用語や図表が多いですが、ちょっと頑張って読んでみてください。読んでいただければ、「肺炎は口腔ケアで予防できる」と、希望をもっていただけるはずです。

病気の「治療」は専門家に委ねるしかない部分が大きいといえます。肺炎は自力では治せません。しかし、「予防」は自分自身でできるのです。

ICU（集中治療室）の患者さんで心配されるのが、人工呼吸器関連性肺炎（VAP：Ventilator Associated Pneumonia）です。人工呼吸器を装着後48時間以降に発症する肺炎で、悪化しやすく死亡率が高いですから医療者も家族もなんとしても避けたいところです。

人工呼吸を開始すると、唾液が減って口のなかが乾燥し、唾液による自浄作用が低下します。また、気管チューブや口腔内の分泌物を除去する作業などで口のなかに傷がつき、

その傷で細菌が繁殖することもあります。体力が低下した患者さんが口のなかにこうした悪条件を抱えることは、肺炎リスクが上昇することを意味します。

大阪大学では1980年代に、人工呼吸器をつけた患者さんの口腔内が微生物にどの程度汚染されているのか調査しました。

口のなかの細菌を調べたところ、グラム陽性菌、グラム陰性桿菌《かんきん》、真菌が出てきました。グラム陽性菌は通常であれば悪いことはしないといわれていますが、尋常ではない量が見つかったので、これはやはり問題です。グラム陰性桿菌は歯周病が進んだ場合にあらわれ、カビである真菌も相当な汚染でなければあらわれないはずです。それが、入院初日にあらわれたというのですから「食べない＝唾液が出ない」状態が、いかに口腔内の状態を悪化させるのかを示しています。

本来、無菌であるはずの肺の奥からもサンプルを採取したところ、グラム陽性菌、グラム陰性桿菌、真菌と、口腔内と同じ細菌が出てきたのです。

また、口腔内の微生物が気管に流入した場合の肺炎発症率では、次のような結果が出ました。

流入のない患者……肺炎発症率3・8％
流入があった（口腔細菌が肺のなかに入っていった）患者…肺炎発症率38・5％

実に10倍もの差があったのです。口腔内を洗浄することで細菌が減少すること、細菌は洗浄後2～3時間は減少し、3～6時間後には元に戻るという時間的な変化も明らかになりました。

また、千葉大学で2004年から9年10カ月間にわたっておこなった口腔ケアと入院日数の調査では、口腔ケアが入院日数の短縮に役立つことがわかりました。

静岡県立静岡がんセンターでは、肺炎を含む術後合併症が口腔ケアで防げたと報告しています（次ページ上の図）。

入院するなら「口腔ケアが充実している病院」

入院日数が短縮され肺炎のリスクが減るだけではありません。術後に感染症にかかることが減ったため、抗生物質の使用量も減らすことができたという病院もありました。

口腔ケア介入による頭頸部再建手術の術後合併症発生率

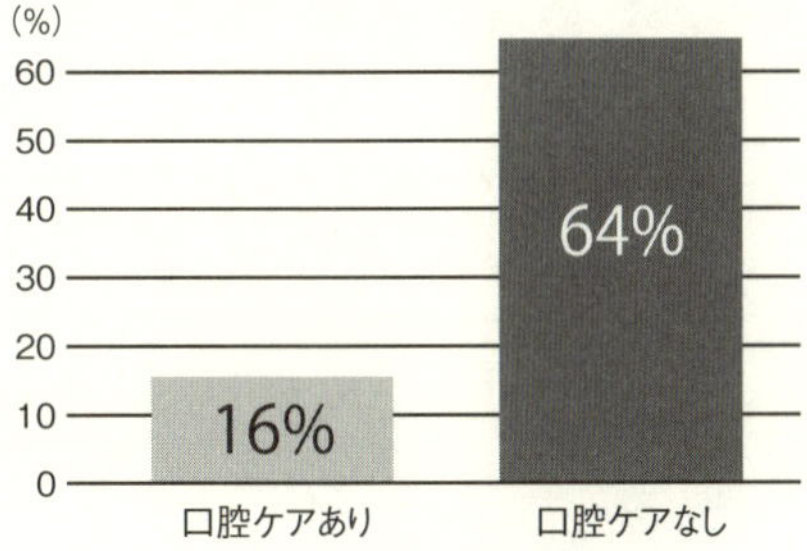

(厚生労働省がん研究助成金・大田班)

口腔ケア介入によって、術後合併症の発症率が低下した。

食道がん開胸開腹術後の肺炎合併率比較

	口腔ケアあり (県立静岡がんセンター・2002年〜2008年)	口腔ケアなし (Kinugasaら・1981年〜1999年)
開胸開腹手術総数	191例	118例
平均年齢	65歳	63歳
術後肺炎(誤嚥性肺炎含む)	21例(11.0%)	38例(32.2%)
術後の呼吸不全	4例(2.1%)	20例(16.9%)

(*J.Surg.Oncol,2004)

同じ医師が、静岡がんセンターと別の病院でおこなった、食道がん手術での比較。静岡がんセンターでの術死は0%、在院死は0.5%(全国平均は2〜3%)。静岡がんセンターでは口腔ケアをしていたが、別の病院では口腔ケアをしていなかった。

こうした報告が増えるにつれ、口腔ケアの重要性が認知されるようになり、口腔ケアに取り組む病院は増えてきました。

マスコミを賑《にぎ》わす「神の手」「名医」と注目を浴びている医師の多くは、歯科医師や歯科衛生士としっかり連携をとっています。せっかく手術で成功しても、術後の肺炎で命を落としては元も子もないからです。

しかし、口腔ケアの効果が認知されながらも、マンパワーの不足などが理由ですべての医療機関で口腔ケアがしっかり実践されるには至っていません。高齢者施設での口腔ケアの広がりに比べ、後れをとっている状態といえます。

もしも、あなたやあなたの大事な人が入院手術することになったら？

手術後だけでなく手術前から口の状態をチェックするような、口腔ケアへの意識が高い医療機関を探すようおすすめします。

あまりにも口腔内の状態が悪いと「病気治療の前に、まずは歯！　歯茎！」となることもありますから、体の治療の前に足踏みしなくてすむように、普段のセルフケアもしっかりおこなっておきましょう。

●肺炎につながるインフルエンザも風邪も減る

風邪予防に「歯磨き」が効く⁉

よく、「風邪をこじらせて肺炎になった」「インフルエンザがきっかけで肺炎になった」といいますが、実はこれは正確ではありません。

風邪とインフルエンザの原因は「ウイルス」。一方、肺炎は「細菌」。原因がまったく異なりますから、風邪やインフルエンザから肺炎に進行するわけではありません。

それなのに風邪やインフルエンザと肺炎が結びつけて考えられているのは、実際に風邪やインフルエンザのあとに肺炎になってしまう方が多いからでしょう。それは、次のような理由によります。

風邪やインフルエンザのウイルスによって炎症を起こし喉や気道が荒れてしまうと細菌に感染しやすくなります。そうなると、もともと口腔内や喉にいる常在菌が暴れ出すのを抑えられず肺炎となってしまうのです。これを二次感染といいます。

ウイルスが原因の場合、風邪にしろインフルエンザにしろ放っておけば治ることが多いのですが、細菌が原因となっている肺炎は事情が違います。細菌をやっつける薬で適切に治療しないと治らないだけでなく、治療が遅れると重篤化する危険があるのです。

毎年、猛威をふるうインフルエンザは、とくに小さなお子さんや高齢者が感染すると危険だと注意喚起されています。

それは、インフルエンザよりも二次感染による肺炎が怖いからです。流行時には毎日インフルエンザによる死亡者数が報道されますが、そのほとんどが肺炎によって命を落としているといわれています。

さて、インフルエンザの予防として真っ先に思い浮かぶのが「ワクチン」だと思いますが、せっかく効果があるワクチンでも、インフルエンザの型によっては力を発揮できないこともあります。シーズンごとに予約して、間隔を開けて2回、お金を払ってワクチンを接種するのを億劫《おっくう》に感じる方もいるでしょう。とくに、せっかく接種してもインフルエンザにかかってしまうと、次のシーズンでの接種に後ろ向きになるのもうなずけます。

さあ、ここでも口腔ケアの登場です。口腔ケアによるインフルエンザの予防効果が実証されたのです。

通常では口腔内に存在しないはずの細菌が、衛生状態が悪化した高齢者の口腔内には多数存在しています。なかには、インフルエンザウイルスを活発化させる酵素を産生する細菌もいます。つまり、口腔内が汚れているとインフルエンザに感染しやすくなると推察できるのです。

そのことを確認すべく、東京歯科大学微生物学講座によって東京都下でデイケアを受けている65歳以上の高齢者190人を対象とした調査が実施されました。

口腔ケアをおこなうグループには、歯科衛生士による週1回の口腔ケアに加え、1週間に1回、集団的口腔衛生指導を受けてもらいます。口腔ケアをおこなわないグループには、介護者やご本人が今までおこなっていた口腔ケアを継続してもらい、両者の口腔内の状態とインフルエンザの発症率を調べたのです。

口腔内の状態は、インフルエンザを活発化させるタンパク質の量を比較しました。口腔ケアをおこなうグループでは介入後にタンパク質量がはっきりと減ったのに対し、口腔ケアをおこなわないグループではほぼ変化はありませんでした。ケアによってインフルエンザを活性化させるタンパク質を産生する細菌が減ったことがわかります。

当然、インフルエンザの発症率も両グループで違いが出ました。その差は顕著で、口腔ケアをおこなったグループでは1%、そうでないグループは9・8%。ちなみに、風邪をひいた方も口腔ケアをおこなったグループのほうが少ないという結果が出ました。

「10年間インフルエンザ患者ゼロ」を実現

この研究が報告されたのは今から十数年前のことですが、口腔ケアに取り組む仲間とも話題となり、ずっと印象に残っていました。そして、つい最近のことです。開所から10年、嘱託の歯科医として関わっている老人ホームのスタッフがいったのです。

「先生、うちの施設はスタート以来、インフルエンザになった患者さんがいないんですよ」

スタート時から関わることができたので、まっさらの状態の職員さんたちに口腔ケアの重要性を熱烈にアピールし、口腔ケアの技法をマスターしてもらいました。職員の皆さんの意識の高さ、日々の努力は入所しているお年寄りの口のなかを診ればわかります。

インフルエンザの季節の口腔ケアは、インフルエンザ予防にも効果を発揮するのです。

●「飲み込む力」も鍛えられる、一石二鳥の口腔ケア

口は人生をより楽しむためにある

肺炎予防、インフルエンザ予防、風邪予防。予防に口腔ケアが威力を発揮することはおわかりいただけたと思います。

予防は確かに大事。健康はなによりの財産です。

でも、口腔ケアの効果は「病気にならないために」という「守り」の面だけではありません。「人生を大いに楽しむ」という「攻め」の面でも、口腔ケアは大いに力を発揮するのです。

施設に入所しているお年寄りの楽しみはというと、ほとんどが「食べること」。施設という限られたスペースのなかでは食べることが大きな楽しみとなるのは当然でしょう。

しかし、介護とは無縁の人にとっても「食べること」は人生の大きな「喜び」のひとつです。ときにレジャーであり、自分へのご褒美《ほうび》であり、コミュニケーション手段であり。「食」は実に多くの楽しみを私たちにもたらしてくれます。

私なども、この本の担当編集者と「本が完成したらウナギ（私の地元はウナギで有名な

のです）を食べに行きましょう！」と話すだけで、俄然《がぜん》元気が出ます。

「口腔ケア」はこうした「食べる喜び」にも大きく関わってきます。口腔内を清潔に保つほか、咀嚼や嚥下、構音（発音）の機能への働きかけも「口腔ケア」に含まれているからです。

「食べる力」が「生きる力」になる

私のクリニックでは、「飲み込む力」「吐き出す力」を高めるトレーニングも必要に応じておこなっています。脳梗塞で退院後、在宅で療養することになったものの咀嚼や嚥下の機能が心許《こころもと》ないというケースは多々あります。そんな方々に、口腔ケアの一環として嚥下力を高める訓練をしていただくのです。

こうした取り組みをしている歯科はまだ少ないですが、肺炎予防や全身の健康状態の維持に、口腔衛生面・機能面からの口腔ケアがいかに重要か認知されれば、今後増えていくと思います。私は、要介護の方に対する口腔ケアは、究極には「自分の口で食べる」ことに向かってのサポートだと考えています。なぜなら、「自分の口で食べる」、このことが「命」「その人の精神」に大きな力を与えることを知っているからです。

介護が必要でない高齢者や、まだまだ若い方に対しての口腔ケアは、「自分の口で食べる期間」をより長く保つためのサポートといっていいでしょう。

口腔ケアでご飯がおいしくなる

口腔ケアでお口をきれいにしながら機能面へも働きかけていくと、口のなかがだんだんと鋭敏になっていきます。同じものを食べてもケア開始以前には感じ取れなかったような深い味わいがわかるので、「おいしい」と感じることも多くなります。反対に、まずい、苦いなども感じやすくなるので、たとえば食べ物のいたみもわかるようになるのです。

こうした変化は食欲をかきたてます。「食べる意欲」は「生きる意欲」と直結すると私は思っています。「食べたい」という気持ちは「生きたい」というパワーにつながるのです。うまく噛めない・飲み込めないと、食べることがだんだんと億劫になるでしょう。そうなると低栄養状態になり体は衰弱していきます。咀嚼力が低下すると、眠っているあいだに肺に異物を取り込んでしまう不顕性誤嚥もたびたび起こすようになります。

「嚥下力＝飲み込む力」を鍛える「攻め」の口腔ケアで、食べる喜びに彩られた人生を生きましょう。

column

肺炎予防のキーエイジは60代

私が所属する日本老年歯科医学会でポスター発表しましたが、口腔機能の衰えが何歳くらいではじまるのか調べたことがありました。1000名の患者さんのお口のなかを分析した結果、口腔機能の衰えは60代からボチボチはじまることがわかりました。この「ボチボチ」の段階で手を打つのが重要なのです。

現代の60代はまだまだ元気。体力も気力もあり、時間もあって行動力もある。70代、80代になると通院が困難な方も増えますが、60代なら歯科医院にもきちんと来てくださいます。「ボチボチ」はじまった口腔機能の衰えにも、しっかり対処できるのです。

「噛める歯」をつくる最後の重要なチャンスが60代。歯のチェック・メンテナンスを習慣にしてほしいと思います。歯石を取り除き歯茎の状態を整えながら、きちんと「噛める歯」をつくるための虫歯治療、必要なら入れ歯もつくっておきましょう。

人間、年をとると体のあちこちに不具合が出てきます。がんや脳血管疾患、心疾患、そして肺炎のリスクも少しずつ少しずつ増えていきます。しかし「肺炎」に限っていえば、お口の健康を保つことで高い確率で予防できるのです。

第2章

「食べる力」が「飲み込む力」をつくる

嚥下反射を高める「サブスタンスP」の秘密

●「飲み込む力」は自分で鍛えられる！

加齢とともに、舌の位置は下がっていく

在宅治療や施設の嘱託医として高齢者の方のお口のケアのお手伝いもしていますが、クリニックでは未就学のお子さんから60代70代まで、幅広い年代の患者さんのお口を診ています。

最近、気になるのが小学生のお子さんのお口。

歯並びが悪いことはほうぼうで指摘されているのでご存じかと思いますが、私が気になるのは舌の位置が下がりすぎていることです。

舌というのは食べ物を味わう、しゃべるなどのほか、咀嚼と嚥下にも大きく関わっています。噛んで飲み込むという動作は外から見ることはできませんが、舌は実に複雑な動きで咀嚼と嚥下をサポートしているのです。

舌の位置が下がっているということは、咀嚼や嚥下に関わる筋力が落ちているということを意味します。その証拠に、舌の位置が下がっているお子さんというのは、歯並びも悪

く口元も締まりがなくなっています。「口腔」の機能が全体的に低下しているからです。

また、口呼吸になる傾向があるので、口腔内が乾燥して虫歯や歯周病にもなりやすく、風邪やインフルエンザにもかかりやすくなります。

加齢とともに筋力は落ちていくので、お年寄りの舌の位置が下がっていくのは当然なのですが、こうした現象が小学生にもみられるのは不安なことです。これでは将来的に誤嚥のリスクも上昇しますし、就寝中の不顕性誤嚥も起きやすくなるでしょう。肺炎やその他の健康リスクを背負うことになってしまいます。

実は交通事故より多い「窒息」

さて、日本人の死因はがん、心疾患、そして3位に肺炎と前章でもお伝えしましたが、脳血管疾患（4位）、老衰（5位）に続くのが「不慮の事故」です。

不慮の事故でもっとも多いのが「窒息」。交通事故の5278人よりも多い、9485人の方が窒息で亡くなっています（2016年の人口動態統計より）。

窒息の方のうち食物の誤嚥が原因で亡くなった方は約半数になるといわれています。

窒息の増加と肺炎の増加。いずれも「嚥下力」の低下が招いたものです。肺炎と一緒に窒息も今後増加することが予想されます。本来はもっと長く生きられたはずの方々が、嚥下力が低下したばっかりに寿命を縮めてしまったといえるのではないでしょうか。

しかし、「筋力」というのは「いつからでも、いつまでも」鍛えることができます。筋力に左右される嚥下力もまた、トレーニングによって機能向上できるのですから諦めてはいけません。

また、嚥下は筋力だけでなく、脳の神経伝達物質（「サブスタンスＰ」。73ページで詳細します）によってコントロールされています。その分泌を促す方法も本章では紹介しましょう。

長く自分の歯で食事を楽しむために、誤嚥を防ぎ、肺炎を予防するために、今からしっかり「嚥下力」を高めていこうではありませんか。

こんな症状があったら「飲み込む力」の低下サイン

嚥下力低下の症状でもっともわかりやすいのは食事のときの「むせ」です。

恥ずかしい話ですが、実は私自身、60代になってから急いで食事をすると「げほげほ」と、むせるようになりました。

妻に「嚥下の指導をしているのにねえ」と苦笑まじりに心配されてから、「医者の不養生ではいけない、自分でできなくては患者さんへの説得力に関わる」とばかりに、嚥下力アップのため舌を鍛えています。

歩いているとき、本を読んでいるときなど、口のなかで舌を上げたままキープする、また舌を大きく回転する、いたって簡単な方法ですので皆さんも気楽に取り組んでみてください。

さて、嚥下力低下のチェックをしてみましょう。左の項目であてはまる数が多いほど嚥下力は低下していることになります。

□食事中にむせることが多くなってきた。
□食後に咳き込むことが多くなってきた。…食べ物の残りが気管に流れ込んだことが原因
□痰がからむことが多い。…気管に食べ物が流れ込むと痰が増える
□よだれが増えた。…嚥下にかかわる口唇、舌、咽頭などの筋力が低下し唾液を飲み込めなくなったため
□飲み込みにくい食べ物が増えた。…咀嚼の不十分、唾液の量の減少が原因

□食後にかすれ声やガラガラ声になる。…声帯付近に食べ物が残っていることが原因
□食べこぼしが多い。
□食事に時間がかかるようになった。…食事は30分程度が望ましい
□飲み込んだあと、口のなかに食べ物が残る。
□舌の表面が白くなっている。…舌の運動機能や唾液分泌に問題あり
□口角が下がって「への字」口になってきた。…咀嚼嚥下に関わる筋力低下が原因
□喉仏（女性にもでっぱりはある）が下がってきた。…嚥下に関わる筋力低下が原因
□めったに運動しない。…全身の筋力、下半身の筋力とバランス、体力は嚥下力と比例する

いかがでしたか？　1つでも心当たりがあるようなら嚥下力が低下しつつあります。本章の対策をぜひ実践して、今から嚥下力を向上させていきましょう。

●嚥下に関わる神経伝達物質「サブスタンスP」

嚥下反射だけでなく咳反射も重要

私たちが当たり前におこなっている、食べ物を飲み込む「嚥下反射」。異物を吐き出そうと咳をする「咳反射」。

かたや「入れる」、かたや「出す」という正反対の反射ですが、嚥下反射も咳反射も、喉や気管の神経に蓄えられている「サブスタンスP」という神経伝達物質が作用することによって発生します。サブスタンスPはドーパミンによって分泌が促進されるので、ドーパミンの合成が阻害されるパーキンソン病や脳血管障害の患者さんは、誤嚥や肺炎のリスクにさらされることになります。

さて、本章では「嚥下力」を標榜《ひょうぼう》していますが、この「嚥下力」とは「誤嚥を防ぐ力」と言い換えることができます。

誤嚥を防ぐためには、「嚥下反射」だけでなく、「咳反射」も必要なのです。

気管ではなく食道にきちんと食べ物を送り込む「嚥下」と、仮に気管に異物が入り込んでも速やかに吐き出す「咳」の両方がきちんと機能してはじめて誤嚥を防げるのです。

嚥下反射と咳反射の両方に関わるサブスタンスPの分泌量が減ると「飲み込む」「吐き出す」の両方にトラブルが発生し、誤嚥が発生することがわかっています。こうした誤嚥が高齢者の肺炎リスクを上昇させることは、これまで何度も述べてきました。

サブスタンスPは、嚥下力アップと、誤嚥からの肺炎予防に重要な役割を果たす神経伝達物質なのです。

口腔ケアでサブスタンスPの分泌が増加

口腔ケアには誤嚥による肺炎発症を抑える効果があるほか、口腔ケアでの刺激がきっかけとなりサブスタンスPの分泌が増加することもわかりました。

ケアといっても実に簡単なことで、食後に5分ほど歯ブラシで歯茎を刺激するだけでも分泌が増え、嚥下反射・咳反射ともに改善がみられたという報告があります。

「神経伝達物質」というと、サブスタンスPはコントロール不可能な難しい物質のように感じるかもしれませんが、自力で増やすことができるというわけです。しかも、かなり簡単に。

次節以降で、嚥下力をアップしてくれるサブスタンスPの増やし方をご紹介しましょう。

●サブスタンスPを自分で増やす方法があった!

食前に氷を口に含むだけで、「飲み込む力」がアップ!

嚥下反射・咳反射の両方に作用し、嚥下力を左右するサブスタンスPは、口腔内の刺激がきっかけで増える性質があるようです。前節で触れたように、食後の歯磨きでサブスタンスPが増えるのはこの性質ゆえでしょう。

食後だけでなく、食前の歯磨きもサブスタンスPの増加に効果的です。食前の歯磨きでは、歯磨き粉をつける必要はありません。

食事の前に、雑菌を落とした上で、サブスタンスPの分泌を促して嚥下力を高めるために「食前の歯磨き」を習慣にしてみてください。いずれも肺炎予防に効果を発揮してくれるでしょう。

食前に有効な方法として、氷で口腔内に刺激を与える方法もあります。小さな氷を口に含んでおくのです。

これだけで誤嚥予防が期待できるのですから、「食事のときにむせるようになった」と気になる方は、「いただきます」のあとすぐ食事に箸をつけるのではなく、まずは小さな氷を口に入れてみてもよいでしょう。

飲食店では最初に氷の入ったお水を出してくれます。あまり大きいと誤嚥の危険がありますから、氷が小指の先ほどの大きさに溶けたらお口に含んで、食事が出てくるのを待っていてもよいでしょう。

氷が溶けるまで口のなかでキープするのは舌や喉にちょっとした緊張をもたらしますから、食事の前のいいウォーミングアップになりますし、唾液もたくさん出てきます。

出てきた唾液と氷が溶けたあとの水が口腔内にたまったら、「飲み込む」という動作を意識しながらゆっくりしてください。この「ごっくん」は喉をきれいにする効果もあります。

ちなみに、介護の現場でも嚥下に問題を抱えたお年寄りに対しては「アイスマッサージ」をおこないます。

割り箸の先にガーゼを巻き、そのガーゼに軽く水を含ませてからしっかりと凍らせて「アイスマッサージ棒」をつくります。アイスマッサージ棒でお年寄りの舌の上や口の天井(口蓋弓《こうがいきゅう》)、咽頭の入り口付近に刺激を与えるのです。このときも、マッサージの締めに「ごっくん」と唾《つば》を飲み込んで終了します。

サブスタンスPを増やす食べ物

唐辛子の辛み成分であるカプサイシン。このカプサイシンを摂取するとサブスタンスPの分泌量が増えることがわかっています。唐辛子同様、黒こしょう、キムチなども、サブスタンスPを増やすことができます。

食前食後の歯磨き、小さな氷を口に含む、アイスマッサージ。

「食」では唐辛子、黒こしょう、キムチ。

こう並べてみるとわかりますが、サブスタンスPは「刺激好き」なのです。

しかし、刺激の強い味は好き嫌いが分かれますよね。辛いのはどうにも苦手という方もいらっしゃいます。

そんな方は「温度」にひと工夫して刺激をつくり出してみましょう。

サブスタンスPは、ぬるい食べ物をとったときには分泌されませんが、熱い食べ物、冷たい食べ物を食べると分泌量が増えるのです。熱い食べ物、冷たい食べ物をそれぞれ単体で食べてもよいですし、交互に食べてより刺激を強くしてもよいでしょう。

食事の「温度」にメリハリをつけるだけで、嚥下力がアップするのです。

●「咀嚼」は嚥下の助走段階

噛むことの八大効果

第1章の「『飲み込む力』が低下していなくても肺炎は起きる」（31ページ）で、実に複雑で繊細な嚥下のメカニズムを紹介しました。その「嚥下」がスムーズにいくかどうかは、「咀嚼」にかかっているといってもいいでしょう。

「咀嚼」。この動作によって、食物は嚥下に適切な状態に加工され、気管に落ち込む（誤嚥）ことなく無事に食道に運ばれます。その後、消化管で消化吸収されて全身を動かすエネルギーなどになります。

体に入った栄養素は、「動く・考える」など私たち自身が認知できることのほか、自律神経のコントロールや免疫機能など無自覚な部分にも使われます。咀嚼によって脳には神経伝達による刺激も加えられますから、「脳」も元気になります。

こう考えると、咀嚼は体全体へとうまくリレーすることで、「人間の健康」の最前線を担っているといえるでしょう。

こうした咀嚼の八大効用をあらわした標語が「ひみこの歯がいーぜ」です。

ひ…肥満予防
み…味覚の発達
こ…言葉の発音がはっきり
の…脳の発達
歯…歯の病気を防ぐ
が…がんの予防
いー…胃腸の働きを促進
ぜ…全身の体力向上と全力投球

咀嚼の筋肉運動で表情も豊かになる

咀嚼に関わっているのは「歯」だけではありません。咀嚼の際には、顔や顎、喉、側頭部などにある複数の筋肉が連動して動きます。

筋肉を動かすためには血液が必要です。しっかり噛むことができる方は咀嚼に関係する筋肉に血液が行き届き、「咀嚼」という運動を重ねることで筋肉が発達します。

また、食べ物を口のなかに取り入れるときに唇を動かしたり、口のなかの食べ物を移動させるときには表情筋が働きます。

口腔ケアによって、「口から食べられる」ようになると、皆さん一様に表情が明るくなります。介護施設や在宅訪問で多くのお年寄りの口腔ケアをおこなっていると、しっかり咀嚼できる方はお顔に艶と張りがあり、日常的な表情も豊かだと感じます。

精神的な「食べる喜び」が表情にあらわれるのはもちろんですが、「咀嚼」自体が表情筋を刺激するため、生き生きとした表情があらわれるようになるのです。

つけ加えると、年とともに下がる口角（口の端）を上げる訓練も、表情を優しく、柔和にしてくれます。つまり、美しい顔の表情をつくってくれるのです。

●むせない食べ物の決め手は「水分量」

実は、水が一番むせやすい

皆さんも、食べたり飲んだりしているときや、無意識に唾を飲み込んだときなど、うっかり気管に入ってしまって激しく咳き込んだ経験があるのではないでしょうか。

特段、嚥下力に問題のない方でも「うっかり」はあります。そして、この「うっかり」が起きやすい食べ物というのがあります。嚥下力がまだ未発達なお子さんや、嚥下力が低下したお年寄りには注意が必要な食べ物です。

さて、ここで「誤嚥クイズ」。「食感」が異なる食べ物を4つ挙げますので、「誤嚥しやすい順番」に並べてみてください。

□ヨーグルト
□豆腐
□ササミ

□お味噌汁

右の食べ物の違いは「水分量」。嚥下のしやすさは「水分量」に大きく関わっている、というのがヒントです。

では、クイズの答え。「左から順番に誤嚥しやすい食べ物」になっています。このなかで一番誤嚥しやすいのは「お味噌汁」。反対に誤嚥しにくいのは「ヨーグルト」です。

そもそも、とろみもなにもない液体は誤嚥しやすいのです。ということは「水」は一番むせやすい、誤嚥しやすいのです。水のようにサラサラな状態では、サーッと喉の奥に一気に入ってしまうからです。

右に挙げたお味噌汁は、具と一緒になることで喉に流れ込むスピードが速くなり、それぞれのスピードが異なるのも問題です。気管を閉じて食道を開くという嚥下の動作が間に合わず、お味噌汁が食道ではなく気管のほうに流れ込んでしまうのです。

水やお味噌汁が誤嚥しやすいからといって、「水分が悪者」というわけではありません。ササミが誤嚥しやすいのは、パサパサして水分が少ないから。口のなかでまとめにくいので嚥下しにくく、それゆえに誤嚥を誘発しやすいといえます。

お味噌汁とササミが「誤嚥しやすい」のに対して、豆腐とヨーグルトは「誤嚥しにくい」食べ物です。

豆腐は汁物と違って一気に喉に流れ込むことはありません。さらに、舌の力だけで押しつぶすことができ、口のなかでまとめることも容易。

飲み込むまでの下準備にしっかり時間をとれることから、嚥下のタイミングがずれて気管に入り込むことも少ないのです。

ヨーグルトが一番誤嚥しにくいのは、ほどよいポッテリ感。適度なとろみ、重みがあることで口腔内にきちんととどまることができ、豆腐のように舌で押しつぶさなくても嚥下に進めます。

こんな食べ物も誤嚥しやすい

やわらかい食べ物は咀嚼がしやすく嚥下しやすそうですが、その水分量によっては誤嚥のリスクが高くなります。

パン、ゆで卵、焼き芋などは確かにやわらかではありますが、先に挙げたササミ同様水分量が少なく口のなかでまとめにくいので、「誤嚥注意」の食べ物。こうした「パサパサ」

した食べ物は、食べるときには適宜水分を補って、誤嚥を予防しましょう。

焼き海苔《のり》やワカメなど、薄くて上顎などにペタリとくっつきやすい形状のものも要注意。形状でいうと、小さいもの（ナッツ類、豆類など）、乾燥した粉末状のもの（きなこ、ゴマなど）も慎重に食べなくてはいけません。これらはちょっと吸い込んだだけで勢い余って気管に入り込んでしまうことがあります。

「つるり」とした形状のコンニャクゼリーは、数年前に、お年寄りや子どもの窒息事故が頻発して問題になったことがありました。刺し身や缶詰の桃も意外と「つるり」と気管に入ってしまうので、こうしたものは小さく噛みちぎって少しずつ口のなかに入れる、意識的に咀嚼するなど、よほど気をつけて食べなくてはいけません。

同じく「つるり」とした形状でも、食材をミキサーにかけてゼラチンで固めたものは水分含有量も高く豆腐に近い食感となり、誤嚥の心配は少なくなります。欲張って大きく頬張っても、舌でつぶしやすく、ゼラチンは体温で溶けて水分になる性質があるので、少しずつ喉に流し込むことができます。

窒息といえばお餅を思い浮かべる方も多いでしょう。お餅や団子などの粘りが強い「べたべた」した食べ物は、小さく噛みちぎりにくく、さらに口のなかに貼りつきやすいと、誤嚥リスクが非常に高いのです。

形状について説明したので、誤嚥しやすい「味」にも触れておきましょう。これは、なんといっても「酸っぱいもの」。酢の物や柑橘《かんきつ》類などの強い刺激でむせてしまうと、それが誤嚥につながることがあります。

誤嚥を防ぐためには誤嚥しやすい食べ物を避けること、そして「誤嚥するかも」という可能性を念頭におき、ゆっくりよく噛んで食べることが基本です。

食事中のおしゃべりは楽しいものですが、ほどほどに。気が散ってはいけないのでテレビも消して、食事の時間は30~40分に収めるようにしましょう。この時間内であれば、集中力を保って咀嚼・嚥下に十分注意を払えるからです。

●「食べる姿勢・食べたあとの姿勢」も重要

背筋を伸ばし、顎を引いて、嚥下のときにうなずく

誤嚥予防に細心の注意を払っている介護の現場では、食事の際の「姿勢づくり」にも気を配ります。

ベッドで食事をする方に対しては、リクライニング機能を使って上半身を起こし、膝の裏にクッションを入れて安定した座った姿勢をつくります。そして、クッションを後頭部にあてて顎を引いた状態をキープ。顎を引いた状態だと、喉の奥と気管に角度がつくために誤嚥しにくくなるのです。

介護とは無縁の方でも、顎が上がっていると飲食物が飲み込みにくいだけでなく、気管が開いてしまって誤嚥しやすくなってしまいます。

食事のとき、リラックスするあまり椅子の背もたれにどっかりもたれている方はいらっしゃいませんか？　この姿勢は顎が上がって気管が開くため誤嚥しやすいといえます。行儀も悪くて見た目もよろしくありません。

誤嚥を防ぐ食べ方は、「背もたれに頼らず背中をしっかり伸ばし、顎を引いた状態でモグモグ。飲み込む瞬間に軽くうなずく動作を入れる」。

咀嚼をしていくうちに、食べ物は少しずつまとまった状態となり口の奥にためられます。

これらを飲み込むときに軽くうなずく動作を入れると、食べ物を食道へと導きやすくなるのです。

猫背の姿勢は誤嚥リスクが高い

嚥下力を高めるには、美しい姿勢を意識していただければよいでしょう。美しくない姿勢とされる「猫背」は、実際嚥下にもよくありません。背筋をまっすぐにしたときに比べ顎が上がってしまい気管が開いてしまうからです。

背もたれにもたれる姿勢も猫背も、気管が開いてしまい「誤嚥を起こす通り道」が開通するだけではありません。首が前に出ることで咀嚼に関わる筋肉が引きのばされ、嚥下の助走段階である咀嚼がうまくできなくなるのです。

ちなみに、猫背の方は顎が後ろに下がり、口が開きやすくなって口呼吸になる傾向があります。口呼吸は口のなかを乾燥させて衛生状態を悪化させ、肺炎などの感染にもつながります。

私の友人の健康運動指導士・望月美香さんは、「口と体はもちつもたれつ」といいます。口の状態がいいと全身の健康状態もアップしますし、体の状態がいい（姿勢がいい）と口の状態もまたよくなるのです。食べるときはもちろん、日頃も美しい姿勢を心がけましょう。

食後のゴロ寝で胃食道逆流から肺炎になる!?

前節の最後で「食事中はおしゃべりは控えめに、テレビは消して食事時間は30～40分以内」と、誤嚥予防の食事の仕方について書きました。

「黙々と食事するなんて味気ないな」と思った方もいるかもしれませんが、「ごちそうさま」のあとは、どうぞゆっくりおしゃべりを楽しんでください。

椅子に座って、できれば2時間。食後は「座ったまま」静かに過ごしてほしいのです。

この「2時間」というのは、食べ物が胃から十二指腸に運ばれて胃が空《から》になるまでにかかる時間。胃が空になるまで座っていることで「誤嚥」を予防できるからです。

第1章で紹介した就寝中に起きる「不顕性誤嚥」もそうですが、「誤嚥」は飲食のときだけに発生するものではありません。食事中はもちろん、食後も誤嚥の危険時間帯なのです。

食後は消化に働くエネルギーが胃に回され、脳の血流が減るために眠くなったりだるくなったりしますが、そこでゴロンと横になると胃液や胃に入った食べ物が逆流する「胃食道逆流現象」が起きてしまうことがあります。逆流したものを速やかに胃に戻せればいいのですが、それらが誤嚥されることがあるのです。

胃液は強い酸性ですから、誤嚥で肺に入ってしまうと炎症を引き起こし、強い刺激を受けるうちに誤嚥性肺炎へと発展してしまいます。

そもそも、胃食道逆流現象は、ちょっとしたことで起きてしまいます。食後に横になるだけでなく、少し前屈みになっただけで「ウップ」とゲップが出ることもあります。食べすぎたらそれだけで「ウップ」と来るものです。

乳児はミルクをよく吐き戻しますが、これは逆流を防ぐための筋肉が未発達だから。逆流を防ぐために背中をトントンしてゲップを出してあげるのです。成長とともに発達するこの筋肉は、残念ながら40代で弱くなりはじめ逆流が起きやすくなります。

「食べてすぐ横になると牛になる」とは、太る・行儀が悪いことをしてはいけないという戒めですが、「胃食道逆流現象・誤嚥予防・肺炎予防」の観点からも支持したいことわざです。

●「食べる力」が肺炎を防ぐ！

一番安全な食形態は「普通食」

歯が痛い、口内炎があるなど、口のなかにトラブルがある場合、皆さん、いつも食べているご飯ではなく、やわらかいお粥《かゆ》にするでしょう。

口のなかへのあたりがやさしく、飲み込みやすくて、栄養素はしっかりとれる……。「やわらかい食事」にはそんなイメージがあるのではないでしょうか。でも、実際は「飲み込みやすさ（誤嚥のしにくさ）」「栄養素の摂取」ともに、普通食のほうに軍配があがるのです。

やわらかい食事の代表的なものが、介護施設などで提供されている「ペースト食」や「きざみ食」。適度なとろみがあり口のなかでなめらかに移動して嚥下にもっていけるので、咀嚼や嚥下の機能に問題がある方には「ペースト食」や「きざみ食」というのが一般的な考え方でした。

ところが、国際医療福祉大学の竹内孝仁教授は、老人保健施設で全員の食事を普通食に変更するという大改革を起こします。

竹内教授はある仮説を立てていました。

「嚥下は意思ではなく反射的におこなわれるもの。普通食は咀嚼回数を増やし唾液を増やす。すると食べ物は口のなかで嚥下に適した『塊』となり、塊ができれば反射的にそれを嚥下できるはず」

果たして、普通食に変更されたあと食事中にむせる方が増えたかというとまったく逆で、普通食のほうが食事の際のむせが減ったというのです。

この結果は、するすると喉の奥に入っていくペースト食やきざみ食よりも、「咀嚼」して「嚥下」の下準備ができる普通食のほうが嚥下力をコントロールし、高められることを意味しています。やわらかい食事ではなく、しっかり噛める食事のほうが安全に飲み込める。これは、普通食のほうが誤嚥による肺炎予防に利することも意味しています。

さて、最近、食事の代わりにスムージーやゼリー飲料をとる方が増えています。

栄養バランスがとれていて低カロリー、そして手軽という理由のようですが、一食一食が「咀嚼・嚥下」の大切な機会であり、一噛み一噛みが肺炎予防への確かなアクションなのです。

「普通食を毎食きちんととる」、ただそれだけで得られる健康効果の大きさを、ぜひ知っておいてください。

口は消化のトップバッター

人間は1本の管であるという考えがあります。

生命維持に欠かせない「食」は、口から入り、食道、胃、十二指腸、小腸、大腸、肛門から出ていきます。これらを総称して「消化管」といい、まさに「1本の管」としてつながっています。人間の生に直結する「食」に関わる消化管のありようから「人間は1本の管」という表現が生まれたわけです。

消化管という1本の管の最上部に位置するのが「口」。「口」は消化器の一部であり、咀嚼は消化の第一歩といえます。

咀嚼の際、食べ物は噛み砕かれ唾液が混ぜ込まれます。唾液に含まれるムチンは食べ物を嚥下しやすい形にまとめ、アミラーゼはデンプンを分解して消化しやすくします。しっかりと噛むことで、食べ物は飲み込みやすい形となり消化吸収もよくなるのです。

口腔機能がアップすると栄養状態もよくなる

要介護のお年寄りには低栄養状態の方が少なからずいらっしゃいます。低栄養状態では肺炎などの感染症のリスクも上昇するため、サプリメントの導入、食事の介助方法の見直しなどさまざまな試みがなされています。

以前、特別養護老人ホームで入所者の方の栄養状態改善の取り組みに関わったことがあります。栄養士、看護師、介護士の方々と歯科医である私と歯科衛生士が、それぞれの観点からお年寄りの「食べる」を考えていきました。

低栄養状態に陥る理由は食事の際の姿勢、食具の問題、食事時の意識状態など多岐にわたりますが、やはり大きな問題となるのは咀嚼・嚥下といった口腔機能の低下です。消化管の先頭にある「口」で下処理がきちんと施されないと、体内に入った栄養素が消化吸収されず、低栄養状態に陥ってしまうのです。

食事のときの環境改善と並行して、歯科チームでは低栄養状態にある要介護高齢者の方に週に1回口腔機能リハビリ（体操）をおこないました。

取り組み前の血液検査では、嚥下に問題を抱えている方のアルブミン値（血液中のタンパク質の一種。高齢者の栄養状態の指標となる）は嚥下に問題のない方に比べて明らかに低かったのですが、取り組み後は同等程度にまで栄養状態が改善されました。

栄養士さんが頑張って考えた食事メニューでも、消化管の最先端に位置する「口」がきちんと機能していないことには、全身の栄養状態を改善するのは難しいのです。

ちなみに、咀嚼によって唾液の分泌が増えると、抗菌物質のペルオキシダーゼやラクトフェリンも増加するので口腔内が清潔に保たれます。咀嚼せずに飲み込めるペースト食では唾液の分泌も促されません。そのため、ペースト食のお年寄りの舌には、普通食のお年寄りよりもカンジダ菌が有意に多いことが、日本歯科大学の菊谷武教授らの研究で認められました。

口腔内の細菌の増加は肺炎の要因のひとつ。やわらかい食事をとることが、お口の機能を後退させ口腔内の環境悪化にもつながるのです。裏返せば、普通食をしっかり噛んで食べることで、口腔内は清潔に保たれ嚥下力も向上。誤嚥・肺炎とは無縁でいられるのです。

●「飲み込む力」を鍛えるトレーニング

食べ物を飲み込む5つのステップ

噛んでまとめて飲み込む。口のなかに食べ物が入ってから嚥下するまでの一連の作業を「摂食」といい、次のようなステップでおこなわれています。

【1】先行期…飲食物の形、量、質を確認
【2】準備期…歯、表情筋、咀嚼筋、舌筋、口腔粘膜を使って、飲食物を噛み砕き、飲み込みやすい状態（食塊）にする
【3】口腔期…口腔粘膜と舌筋が連動して食塊を咽頭に送り込む
【4】咽頭期…食塊を食道に送り込む
【5】食道期…蠕動《ぜんどう》運動によって食塊を食道から胃に送り込む
（【3】～【5】：嚥下）

嚥下そのものの複雑さは、31ページで説明しましたが、【4】【5】の嚥下に至るまでに

も3つのステップを経なくてはいけません。そのそれぞれで関わる筋肉も異なります。

ですから、嚥下力を鍛えるためのトレーニングは首、舌、口、喉など幅広い運動機能を刺激する必要があるのです。

肉体は年齢とともに衰えていきますが、こと「筋肉」に関しては、いつまでも、いくつになっても鍛えられます。筋肉量は40代から減少するといわれるので、その減少をくい止めるためにも嚥下力トレーニングが必要です。

筋力トレーニングは、一気にまとめてでは効果が期待できません。毎朝の洗面時、入浴中、睡眠前のひとときと、日々の暮らしのどこかに「嚥下力トレーニングの時間」を設けて、コンスタントに続けてください。

誤嚥性肺炎を防ぐ「口腔トレーニング」

しゃべっているときは、声帯を震わせながら気管を開けたり閉じたりしています。気管の開閉がうまくいくか否かが誤嚥の分かれ道。そう考えると、気管を働かせる「しゃべる」という行動は、立派な誤嚥予防のトレーニングになっているといえます。

また、しゃべるときには唇や舌も実に複雑な動きをしています。口腔ケアの一環として嚥下力のトレーニングをする際に、「パンダの宝物」と発音していただきます。短いフレーズですが、唇や舌に実に複雑な動きが求められます。

パ…唇を破裂させる
ン…口を閉じる
ダ…唇を開く
の…舌で上顎にタッチしたあと唇をとがらせる
た…舌で上顎にタッチしたあと唇を軽く横に開く
か…やや唇の開きを大きくする
ら…再び舌先で上顎にタッチ
も…唇をすぼめる
の…舌で前歯にタッチする

皆さんも、「パンダの宝物」と、唇と舌を思い切りオーバーアクションにして発音してみてください。後頭部の筋肉や顎の下から喉が動くのがわかると思います。

これらはすべて咀嚼や嚥下に関わる筋肉。スムーズに動かすためには、隣接している首や肩、呼吸筋など上半身の筋肉を全体的に刺激するとよいのです。嚥下力のトレーニングに首の運動、肩上げ、手押し運動、深呼吸が含まれているのはこのためです。

「しゃべる」と同様、「歌う」も嚥下に関わる筋肉の立派なトレーニングになります。ぜひカラオケやコーラスなどで大きな声で歌ってください。

歌っていると、だんだんといい気分になってきますよね。すると、やる気や幸福感に関わるホルモンであるドーパミンが分泌されます。ドーパミンは、嚥下力を左右するサブスタンスPの生成を促進します。楽しく歌うことで、嚥下力をアップする筋力を鍛えながら、同時にサブスタンスPも増やすことができるといえます。

しっかりと統計をとったわけではないのですが、おしゃべり好きな方のほうが、無口な方よりは嚥下力をキープできるかもしれません。一般的に男性よりも女性のほうがおしゃべり好きなので、嚥下力キープは分があるといえるでしょう。

口腔トレーニングのやり方

シンプルな動きばかりですが、日々おこなうことで口腔機能を鍛えることができます。楽しみながらリラックスしてやってみましょう。継続することが大切なので、無理のないようにおこなってください。途中からスタートしても大丈夫です。

①空嚥下

数回唾を飲み込む

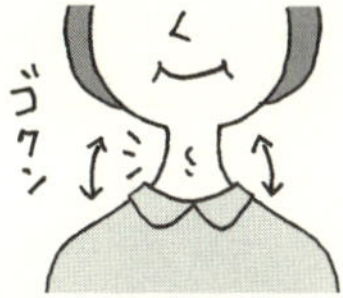

②深呼吸

鼻から吸って　　口から吐く

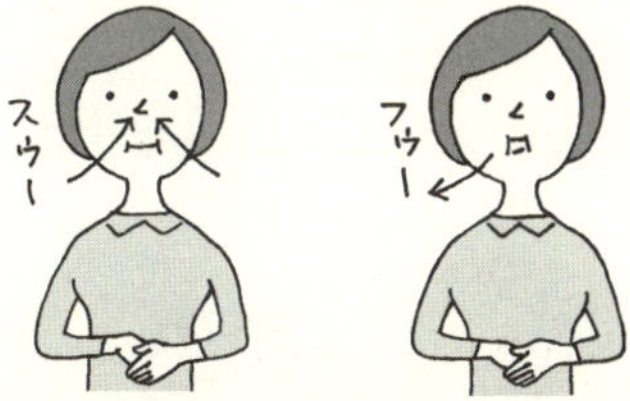

③空咳（咳嗽《がいそう》訓練）

空咳をする

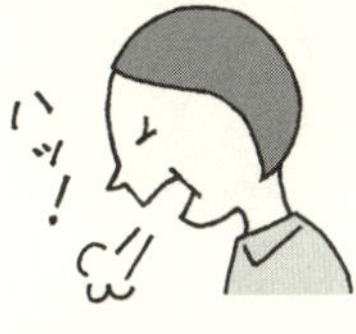

④首運動

左右に動かす　　前後に動かす

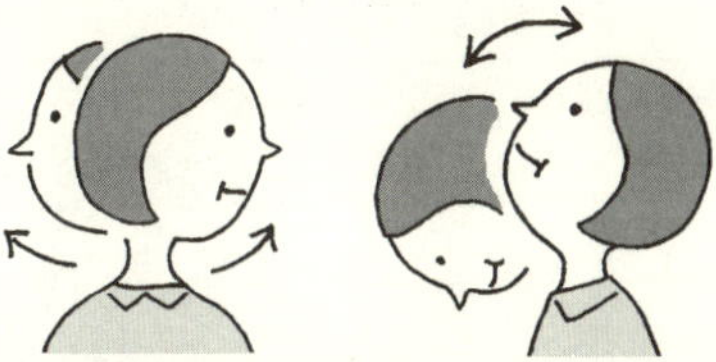

⑤肩上げ

肩を上げ下げする

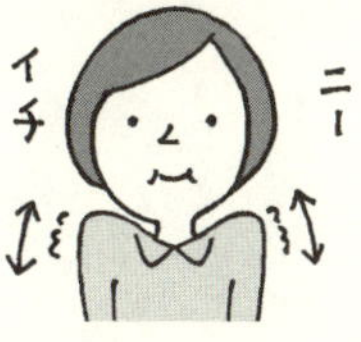

⑥顔・首マッサージ

顔と首の筋肉をほぐす

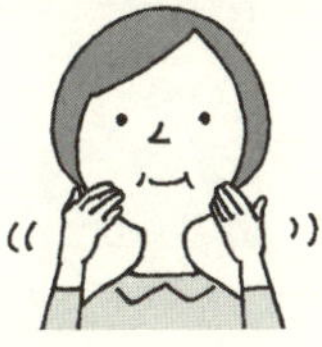

⑦舌運動

前後に動かす

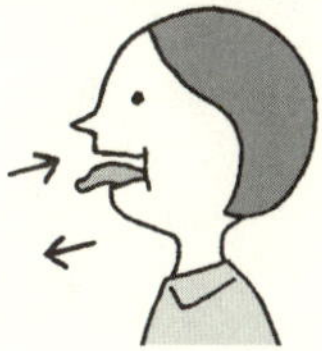

⑦舌運動

左右に動かす

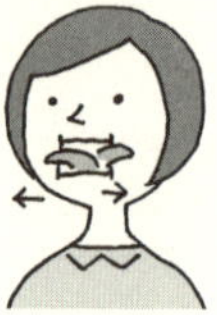

上下に動かす

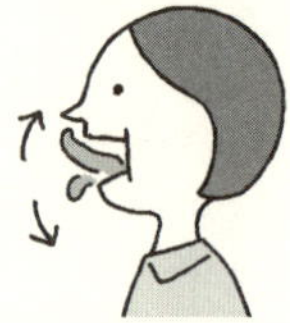

タッピング

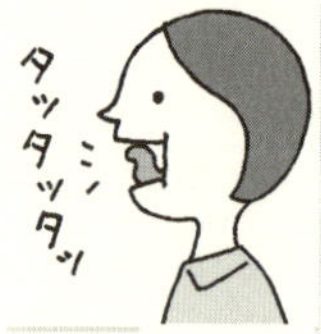

⑧口運動

開く

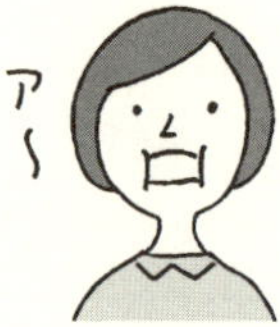

閉じる

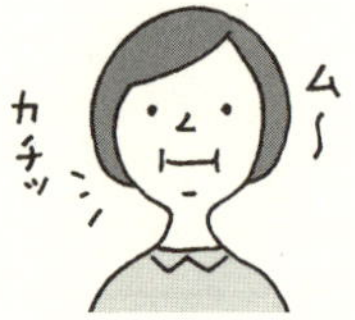

唇を突き出す

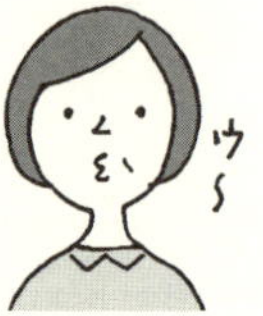

⑧口運動

横に引く

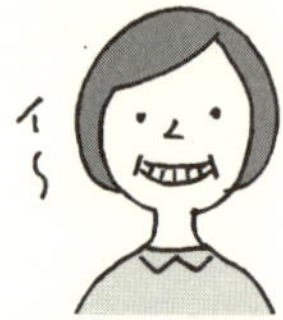

⑨頬運動

頬をふくらませる

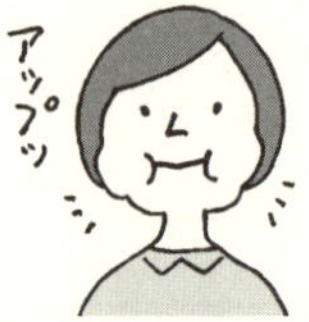

ゆるめ、へこます

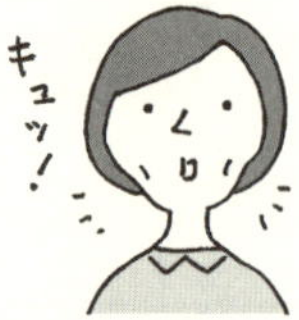

⑩発声

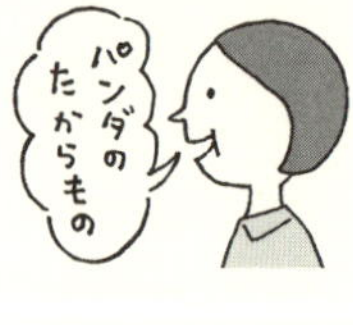

⑪手押し

手を合わせて押し合う

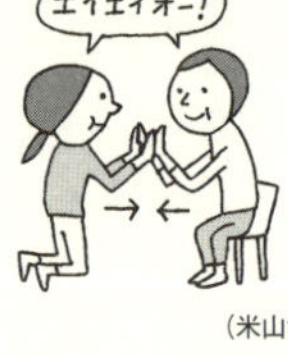

⑫歌

季節の歌を歌う

（米山歯科クリニックで指導しているプログラム）

第3章

肺炎は「口」で止められた！

病気にならない「口腔ケア」

●「薬の飲みすぎ」が肺炎リスクを上げる!?

薬の副作用がドライマウスを引き起こす

高齢者の方は、病気の治療で何らかの薬を常用している人も多いのではないでしょうか。どんな薬であれ人体にとっては「異物」ですから、解毒器官の肝臓に負担をかけることは知られています。そのほか、薬によってさまざまな副作用がありますが、見過ごされることが多いのが「ドライマウス（口腔乾燥症）」です。

コンタクトを使用している方や老眼世代にとって「ドライアイ」はよく知られた症状で市販の目薬も豊富ですが、「ドライマウス」は残念ながらまだ認知度が低いようです。

ドライマウスは年齢が上がるにつれ増える傾向がありますが、若い方のドライマウスも珍しくありません。

全体的に筋力が少なく姿勢をまっすぐに保持することができない方は、嚥下・咀嚼力も例外なく低いのです。「口」の力がないのですから、口元をきりっと引き締めておくことができず、ぽかんと開いてしまいます。その結果、口呼吸となって口腔内が乾く「ドライ

ドライマウス（口腔乾燥症）の可能性がある薬剤

①降圧薬
　利　尿　薬　：ループ系フロセミド（ラシックスなど）
　　　　　　　　カリウム保持性スピロノラクトン（アルダクトンAなど）
　交感神経抑制薬：塩酸クロニジン（カタプレス）
　　　　　　　　メチルドパ（アルドメットなど）
②抗不整脈薬：ジスピラミド（リスモダン）
③消化性潰瘍治療薬：塩酸ジサイクロミン（コランチル）
④抗ヒスタミン薬：塩酸ジフェンヒドラミン（レスタミンなど）
　　　　　　　　塩酸プロメダシン（プレチアなど）
⑤パーキンソン治療薬：塩酸トリヘキシフェニジル（アーテンなど）
⑥三環系抗うつ薬：塩酸イミプラミン（トフラニールなど）
　　　　　　　　塩酸アミノトリプチン（トリプタノール）
⑦抗精神病薬：クロルプロマジン（コントミンなど）

（藤谷順子『摂食・嚥下リハビリテーションマニュアル』医学書院・1996年より引用・改変）

薬剤の影響で唾液が減少し食事が困難になると、食欲が低下し一層唾液の分泌が減ることになる。

マウス」になるというわけです。

さて、私が身体的な理由で通院できない患者さんのお宅に伺う在宅治療をはじめてから38年になります。お体の状態や病気はさまざまですが、多くの方にドライマウスの症状がみられます。そのような方は、共通して薬を多数服用していらっしゃいます。

たとえば高血圧症。脳血管疾患や心疾患につながるとされる高血圧は患者数1000万人を超え、生活習慣病のなかでもトップです。

高血圧症の治療には血圧を下げる降圧薬、体内の水分量を減らして心臓の負担を軽減するための利尿薬が処方されます。どちらの薬もドライマウスを起こすことがあります。

全身に影響を与えている唾液

内臓や血管は「緊張の神経である交感神経」と、「リラックスの神経である副交感神経」がバランスよく作用することで機能していますが、薬の多くは交感神経に働きかけて体を緊張状態におくのです。

皆さん、重要な会議や大事なイベントのときには緊張で口が渇《かわ》き、手が冷たくなってきますよね？　薬によって交感神経が優位になっても同様のことが起こります。体は一種の緊張状態におかれ、唾液の分泌が減り、血管も収縮して血流も悪くなるのです。

こうした状態が恒常的に続くと、口のなかの局所免疫能（細菌から防御する力）も低下することが考えられます。

たかが口の渇きと侮ってはいけません。唾液には次のような大事な役割があるのです。

①虫歯の修復
②口腔内を中性に保つ（酸性になって歯が溶けるのを防ぐため）

③口腔粘膜の保護
④自浄作用により口腔内を清潔にする
⑤胃や腸での消化吸収を助ける
⑥抗菌作用によって全身を感染から守る

唾液が減ると口のなかでどんなことが起こるのかシミュレーションしてみましょう。唾液の自浄作用が低下するため口腔内の細菌が増加。虫歯が増え、歯周病の初期段階である歯肉炎が発症。無意識のうちに歯肉炎から歯周病に進行。唾液のバックアップがないなかでの歯周病治療は一進一退。

さらにドライマウスが進行すると、食事も会話も困難になってきます。口臭もきつくなるので、人との接触もイヤになってくるでしょう。口のなかは粘つき、舌や歯茎のヒリヒリとした痛み、口内炎に悩まされるようになります。唾液の防御機能が失われるため、感染症にかかりやすく体力も低下……、まったくもっていいことなどありません。

歯茎というものは、鏡でちょっとご覧いただくとわかると思うのですが、「ピンク色で表面はヌルヌル」しているものです。しかし、ドライマウスが進むと「赤くテカテカ」になってしまい、こうなるとなかなか歯周病の治療効果が出ません。

さらに、唾液の減少が影響を及ぼすのは単に「口のなか」にとどまらないのです。とくに「⑥抗菌作用によって全身を感染から守る」は、肺炎をはじめとする種々の病気の予防に「唾液」が必要だということを示しています。

さまざまな薬の登場によって、かつては命を落とした深刻な病気から人々は救われるようになりました。薬の存在は確かにありがたいものです。人間を蝕《むしば》むほど強い病気をさらにやっつけるパワーをもつ薬ですから、人間本体にも多少なりともダメージを与えるのは仕方がないことかもしれません。

とはいえ、全身の健康状態を左右する口内環境を悪化させるようでは本末転倒といえます。そろそろ薬とのつきあい方を考える時期がきているように思えてなりません。

●「唾液力」を高めて肺炎を防ぐ

いい唾液のキーワードは「サラサラ」

唾液は耳下腺《じかせん》、顎下腺《がっかせん》、舌下腺《ぜっかせん》から分泌されています。耳下腺から分泌される唾液は漿《しょう》液《えき》性とよばれるサラサラした性質。顎下腺から分泌される唾液は漿液性と粘液性の両方、舌下腺から分泌される唾液は主として粘液性でネバネバしています。

サラサラした唾液は消化酵素のアミラーゼを含み、消化をサポートするほか、口に入ってきた刺激物質の作用をやわらげる働きがあります。ネバネバした唾液はムチンを含み、粘膜を保護する役割があります。異なる役割を担う2タイプの唾液は、口腔内の環境を良くするためにどちらも必要な存在です。

緊張状態ではネバネバした唾液が増え、リラックスしているときはサラサラした唾液が増えます。

両方が適切にブレンドされ、正しく機能を果たしている唾液は「サラサラ」したものになります。

ネバネバ唾液の人は肺炎になりやすい⁉

口腔内には600種以上もの細菌が存在します。こうした細菌の増殖を防ぐのが唾液の役割のはずなのですが、口のなかが汚れてしまうと細菌を退治するはずの唾液が「細菌の培養地」になってしまうのです。

そんな唾液の特徴は「ネバネバ」。

口が渇いて唾液中の酸素の量が減ってしまうと、唾液はだんだんとネバネバしてきます。多くの菌は空気が少ない環境を好みますから、ネバネバとした唾液のなかでどんどん増えていくのです。

ドライマウスを放置していると口臭や歯周病などに発展するのは、ネバネバした唾液のなかで細菌がぐんぐん増殖していくからです。

細菌の培養地であるネバネバ唾液が、誤嚥によって肺に入ると悪さをすることは容易に想像できます。実際、私の経験上、肺炎になった方の唾液はネバネバしており、口のなかの衛生状態も悪くなっていました。

唾液の粘度もすさまじく、ある方は、義歯を取り外したときにくっついてきた唾液が、口のなかから私の手にした義歯まで、優に30㎝もビターッと伸びるほどでした。

こうしたネバネバ唾液の方には即座に口腔ケアをスタートします。ご自身も不快感が強いのでケアには協力的で、爽快感が心地よいのでしょう。継続してくださる方が多いのは嬉しい限りです。

●肺炎は眠っているあいだにつくられる

歯垢は食べかすではなく「細菌の塊」

胎児の際には無菌状態だった口腔内も、誕生後に家族などから細菌を受け取り、大人になると600種もの細菌がいるといわれています。

「口のなかのトラブル」の筆頭である「虫歯」も、口腔内細菌であるミュータンス菌によって発生します。

ちなみに、虫歯の原因となるミュータンス菌が母親の口腔内に多いと、子どもにも菌が移ってしまい虫歯になりやすい傾向があります。歯が生える前ならミュータンス菌に感染しても問題はありませんが、歯が生える頃には注意が必要です。

大人が噛んだものを赤ちゃんに与えないのは今や常識ですが、箸、スプーン、食器は共用にしない、愛情表現のキスも口まわりは我慢したほうがよいかもしれません。

さて、口腔内に600種以上いる細菌ですが、歯垢1㎎（耳かき1杯程度）には1億個以上も生息しているといわれています。「歯垢」とは、歯の表面に付着した白や黄白色のネバネバの物質です。単なる「食べかす」と思っている方も多いのですが、食べかすではなく細菌や代謝物の塊で、放置すると虫歯や歯周病の原因となります。

本来であれば、細菌は唾液で流され歯に付着しないはずなのですが、唾液の流れが不十分になる歯と歯茎のあいだ、歯と歯のあいだ、奥歯などに付着すると増殖して歯垢となってしまうのです。

歯磨きをしっかりして細菌の温床となる歯垢を取り除いておけば、口腔内全体の細菌の数を抑制することができます。きちんと歯磨きできている人の細菌の数は1000億～2000億個、歯磨きをさぼりがちな人では4000億～6000億個、まったく磨かない人になると1兆個以上にもなってしまいます。

睡眠中の唾液は細菌でいっぱい

口腔内のほか、皮膚、鼻腔、性器、腸などに存在する菌を「常在菌」といい、細菌といっても、すべてがすべて悪者というわけではありません。

メディアで頻繁《ひんぱん》に取り上げられる「腸」で考えてみましょう。

腸内に善玉菌、悪玉菌がいるのは、皆さん、よくご存じだと思います。善玉菌はビタミンやホルモンの産生、免疫の活性化、感染防御に働き、悪玉菌は有害物質をつくり出します。また、善玉菌、悪玉菌のどちらでもない「日和見菌《ひよりみ》」も存在し、こちらは優勢になったほうにくっつくので、善玉菌優位のときは善玉菌の、悪玉菌優位のときは悪玉菌のふるまいをします。

明確な線引きは難しいのですが、口腔内の菌も善玉菌、悪玉菌、日和見菌的な性質をもっているといえます。悪玉菌を一掃してしまえばよいのかというとそういうわけではなく、悪玉菌があることで善玉菌が活性化する面もあるので、三者がバランスよく存在していることが大事なのです。

口腔内の常在菌には、ミュータンス菌（虫歯の原因菌。歯に付着し糖を摂取し酸を出す）、ラクトバチラス菌（虫歯を悪化させる）のように虫歯をつくる菌のほか、カンジダ菌、肺炎桿菌、緑膿菌、セラチア菌、カタル球菌、インフルエンザ菌、黄色ブドウ球菌（すべて日和見菌）といった菌が存在します。

病気や加齢による体力の低下、歯磨き不足による歯垢の増加などが積み重なると、口腔内の日和見菌が増加。なかでも肺炎桿菌や黄色ブドウ球菌など、肺炎との関連が深い菌が増加してしまいます。

さて、こうした口腔内の細菌が爆発的に増えるのは、いつでしょうか？　食後？　甘いものを食べたあと？　いいえ、「睡眠中」なのです。

睡眠中に肺炎に関係する細菌が増殖してしまうことを考えると、睡眠中の不顕性誤嚥による健康被害がいかに大きいかがわかります。

●「朝イチ」の歯磨きの重要性

口臭は細菌が潜んでいるサイン

普通に暮らしていて「ここに細菌がいる！」などと、その存在を認識することなどありませんが、口腔内の細菌に関してはその存在を簡単に確認できます。

無論、顕微鏡などいりません。口腔内の細菌は肉眼では見えませんが、「鼻」で存在をキャッチできます。「口臭」の強さで細菌の活発度がわかるのです。

食後の歯磨きをきっちりおこない、ブレスケアに配慮していても、朝起きたときには誰しも口臭がきつくなっているものです。日中に活動しているときにはないにおいです。

このにおいを発生させているのが口腔内の細菌。細菌の姿は見えなくても、「におい」でその存在をしっかり確認できるのです。

寝起きの口臭は、細菌が発生させたガスによるものです。細菌が食べかすなどを分解するとき、揮発性硫黄化合物というガスが発生するのです。このガスは硫黄、腐ったタマネギ、生ゴミなどのにおいと似ています。

口腔内の細菌は眠ってから3時間経過する頃に急激に増加し、8時間で最大量に達するといわれています。就寝中に増えた細菌がどんどんガスを発生させ、起きたときには独特の口臭が漂うのです。

唾液の量が減ると細菌が増える

起きているときにはみられない細菌の大量増殖が睡眠時に起きてしまうのは、唾液の量が減少するからです。唾液腺から分泌される唾液の量は、睡眠時では覚醒時の半分以下になります。人によっては口呼吸やイビキの影響で、さらに口腔内の乾燥が加速するでしょう。

睡眠中に口腔内が乾燥すると、唾液による口腔内の洗浄効果が薄れてしまうので細菌がどんどん活発になるのです。

睡眠中の細菌の増加は避けられませんが、少しでも抑制するためには就寝前の歯磨きがなによりも大事。夕食後の歯磨きは、就寝の2~3時間前に終わっているという方は、就寝前に改めて歯磨きをして口腔内の細菌の量を減らしておくとよいでしょう。

さて、朝起きたら誰でもまずは顔を洗うと思います。が、歯磨きは「朝食後」という方も多いでしょう。

しかし、冷静に比較すると一晩寝て起きた「顔の皮膚」よりも「口腔内」のほうがうんと汚れています。その汚れを朝食と一緒に体内に取り込んでしまわないように、ぜひ、洗顔と一緒に「朝イチ」の歯磨きを習慣にしてください。

朝食の味が変わるのが気になるようなら、歯磨き粉をつけなくても問題ありません。「磨く」のではなく、「口腔内の細菌を取り除く」ことが目的なので、時間がなければ軽く口をすすぐだけでも結構です。一晩で増えた雑菌を捨て、さっぱりした口で1日をスタートさせましょう。

●「食後」よりも「食前」の歯磨きをすすめる理由

歯磨きは「虫歯予防」のためだけじゃない

歯磨きは「虫歯予防」のためのもの。だから、「歯磨きは食後に」が常識となっています。確かにそれは正しいのですが、歯磨きの効果は虫歯予防に限定されるものではありません。「歯磨き」は「歯」を美しく保つだけでなく、皆さんの全身の健康維持に大きく寄与する可能性を秘めているのです。

その歯磨きの可能性が発揮されるのが「食前の歯磨き」といえます。

食前の歯磨きは食べかすや歯垢を落とすことだけではなく「口腔内の刺激」が目的。いってみれば「よりおいしく食べる」ための下準備ですから、食事の味を変えてしまう歯磨き粉は付けずにおこなってください。

食前の歯磨きが「サブスタンスP」を増やす

食べ物を飲み込む「嚥下反射」、異物が気管に入ったときに吐き出す「咳反射」の両方の働きに関わる神経伝達物質がサブスタンスPです。このサブスタンスPは「刺激好きである」と前述しました。

辛いカプサイシンやピリリとくる黒こしょうをとったり、冷たい氷を口に含む、熱いもの・冷たいものを食べると分泌が促進されます。

もちろん、歯磨きで口腔内を刺激することでもサブスタンスPは増えます。食前の歯磨きによって、嚥下・咳反射の両方を向上させておけば、誤嚥の心配も減ってよりおいしく安全に食事を楽しめるのです。

高齢者は「食べる準備運動」が必要

食前の歯磨きは、とくに高齢者の方に、ぜひ習慣にしていただきたいと思います。

若い方であれば「食事」のスタートラインに立ったら、「いただきます」の合図ですぐに取りかかれますが、ある程度年齢がいくと食事の前にもウォーミングアップが必要なのです。アスリートが競技の前に軽い運動やストレッチをするように、入念に口をほぐして食べる準備をしておかなくてはいけません。

歯磨きによる口腔内の刺激は、咀嚼、嚥下、万が一誤嚥した際に咳で吐き出すなど、安全においしく食べるために必要な口の機能を覚醒してくれます。口腔ケアに熱心に取り組んでいる介護施設では、食事の前のウォーミングアップに「お口の体操」を実施しているほどです。

「食前に歯磨きする」と決めてしまえば、歯磨きによって口腔機能が覚醒するほか、「これから食事だ」と、食べることに意識を向ける効果もあります。

「食事だ→食べたい」と、気持ちがのっていけば唾液の分泌も促されますし、食事を楽しみに思う気持ちから快感ホルモンのドーパミンが分泌されれば、それに呼応して嚥下を円滑に進めるサブスタンスＰも増えることが期待できます。

唾液が増えて消化吸収もアップする

食べ物には人体に必要な栄養素の数々が含まれていますが、その栄養素の効能を享受するためには、食べ物をきちんと消化できなくてはいけません。その消化の最初の作業を担っているのが「唾液」です。

食べ物に唾液を混ぜ込むことで食べ物は飲み込みやすい形にまとめられ、胃での消化活動がスムーズにいきます。この作業が不十分だと、いわゆる「胃もたれ」の状態になってしまうことがあります。下準備がきちんとできていない食べ物を処理するため、胃に負担がかかるからです。

食前の歯磨きで口腔内を刺激しておくと唾液の分泌量が増え、消化の第一段階が適切に準備されます。食べ物から栄養素をしっかりと摂取できれば、それだけ全身の栄養状態が向上します。

簡単にいえば「元気が出る」のです。元気な人は免疫機能も活発。風邪やインフルエンザ、肺炎のリスクもグッと減少します。

たった歯ブラシ1本。時間にして数分。それを食前の3回。コストも時間も労力も、ほんのわずかで、心身共に元気に過ごせるのです。

さて、最後に「食後の歯磨き」についても触れておきましょう。

以前は「食べてすぐに歯磨き」ともいわれていましたが、現在では、食後30分以内の歯磨きは、食べ物の酸により歯のエナメル質がやわらかくなっており、歯にダメージを与えるので避けるべきという意見もあります。

その方によって生活リズムは異なります。

家族みんなの食事のお世話をする主婦の方だと、食後の歯磨きは食器等の片付けがすんだ1時間後くらいになるでしょうし、お勤めしている方のランチ後の歯磨きは食べてから10～20分後といったところでしょうか。

患者さんからも食後どれくらいで歯磨きをすべきかたびたび質問を受けます。

「食後○分は歯磨きをしてはいけない」「○分以内に歯磨きしなくてはいけない」と、厳密にお考えの歯科医師もいます。でも、私はこのあたりはアバウトなほうで、「とにかく食前食後の両方できちんと歯磨きして、歯、舌、頬の内側など、口腔内を清潔にしていただければよいですよ」と申し上げています。タイミングよりも、「習慣化して継続すること」のほうがよほど重要と考えているからです。

●知って知らない歯磨きのポイント

磨き残しのない歯は虫歯や歯周病といった「口のなか」のトラブルを軽減できるほか、誤嚥による肺炎、全身の栄養状態の低下を防ぐことができます。なにより気分がいい！

せっかく歯磨きをするのなら、歯磨きの効果がしっかり得られるように磨きたいですよね。磨き残しを減らして歯磨きの健康効果を引き出すことができる、ちょっとしたポイントをご紹介しましょう。

覚えておいていただきたいのは「ハイリスク部分から取りかかること」です。歯磨き粉の使用はお好みでどうぞ。必ずしも毎回使う必要はありません。

□まずは「歯間ブラシ」

最初に軽くうがいをして大雑把に汚れを落としたら、歯ブラシに歯磨き粉をのせて……、いいえ、その前に歯間ブラシで歯と歯のあいだをきれいにしましょう。

歯と歯のあいだは、汚れやすくて磨きにくい「ハイリスク」部分にあたります。限られた時間・回数のなかで歯磨きの効果を上げるためには、ハイリスク部分を最初にきれいにすることです。

年齢とともに歯と歯のあいだに隙間ができ、食べ物が挟まりやすくなります。目で見てなにも挟まっていないように見えても、歯間ブラシを入れると汚れが出てくるものです。

歯と歯のあいだの汚れを最初にかき出しておけば、歯磨き粉に含まれるフッ素もよく行き渡らせることができます。反対に歯磨きの最後に歯間ブラシを使ってしまうと、歯垢と一緒にフッ素も取り除いてしまうことになります。

歯間ブラシは歯磨きのたびに使う必要はありません。1日1回、夕食後か就寝前だけで十分。1日の汚れを一掃できるほか、ゆっくり歯磨きに時間をかけられる点で夕食後や就寝前が理想的です。

□汚れやすく磨きにくい、歯の裏から取りかかる

たいていの方が、最初に歯の外側に歯ブラシをあてます。

しかし、歯の外側の汚れはサッと落ちやすくすぐにきれいになります。一方、歯の裏側についた汚れは落ちにくく、目で確認しながら磨くこともできません。

歯の裏もまた、歯と歯のあいだ同様にハイリスク部分なので、最初に取りかかっておき

ましょう。

□奥歯、詰めもの、かぶせものを重点的に

いずれも汚れがたまりやすく、たまると落ちにくくなる傾向があるので、やはりリスクが高いといえます。詰めものやかぶせものと、自分の歯の境目を意識的に磨いてください。

□硬い・大きい歯ブラシは使わない

あたり心地の強い歯ブラシは刺激が大きいせいで「しっかり磨いている」気分になりますが、歯茎を傷つけてしまい、痛みから歯ブラシをあてられなくなることがあります。

十分なブラッシングができないと、歯垢がこびりついてしまいます。歯ブラシはやわらかめを使い、歯茎を傷つけないようにやさしくブラッシングしてください。

また、歯ブラシのヘッド（ブラシが植えられている部分）が大きいからといって一気に広い面を磨けるわけではありません。小回りがきかず、かえって磨き残しが出ることが多いので歯ブラシのヘッドは小さめを。反対に、グリップは握りやすくコントロールしやすい太めを選びましょう。

磨き残しが多い部分

●歯の内側

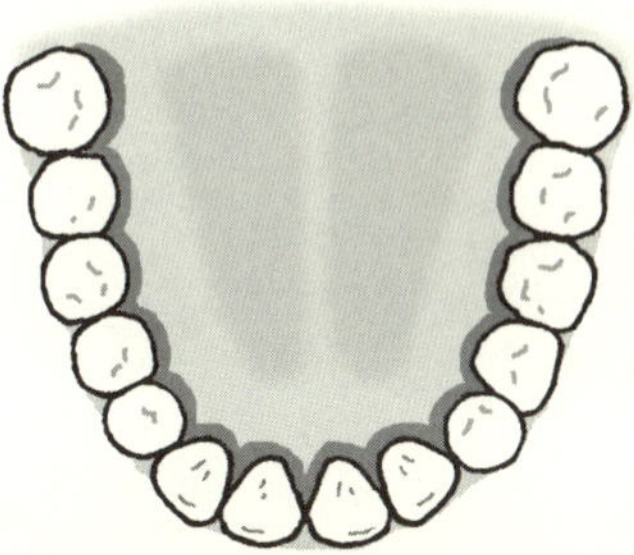

●歯と歯のあいだ、歯と歯茎のあいだ

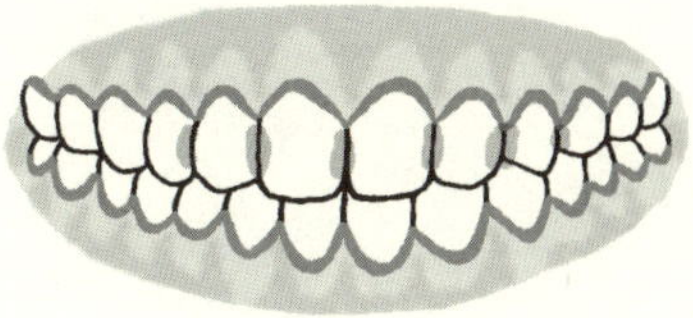

●抜けた歯の周囲、歯と歯が重なった部分

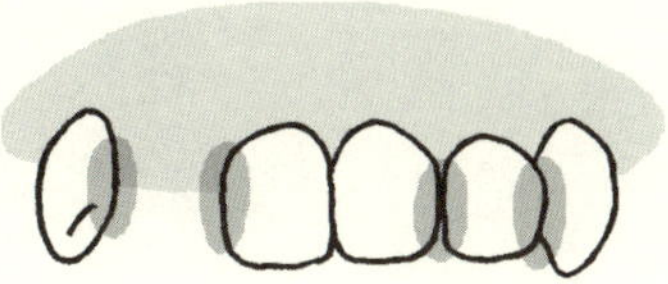

そのほかに、詰め物と歯の境目も
汚れがたまりやすいので注意。

□朝イチの歯磨きでは「舌磨き」も入れる

起床時の口腔内は就寝中に増大した細菌でいっぱいです。舌の表面にも細菌が付着しネバネバしています。専用の舌ブラシを使ってもいいですし、手持ちの綿棒でもよいので、舌の表面を軽くぬぐいましょう。

舌は歯茎以上にデリケートといえます。こするのではなく、「なでる」ような気持ちでやさしくケアしてください。

●「歯医者嫌い」で肺炎予備軍に!?

虫歯がなくても歯医者に行く習慣を

皆さん、熱いもの冷たいものを食べたときに、しみる歯はありませんか？
歯磨きをすると歯茎から血が出ませんか？
治療途中にもかかわらず歯医者通いを中断してしまっていませんか？

心当たりのある方、この状態のまま日々過ごすのはご不便も多いでしょう。それでもそのままということは、私にとっては悲しいことです。

もしかしたら、こうしたお口の不安から、歯医者が書いたこの本を手に取ってくださったのかもしれません。本能的に「このままではマズイ」という感覚があるのではないでしょうか。その感覚は実は正しいものです。

虫歯の治療というものは、痛みが軽いとどうにか我慢できるのでだましだまし過ごし、いよいよ我慢できなくなってはじめて歯医者にいらっしゃる方も珍しくありません。

そんな歯医者嫌いの方にこそ、お願いです。

まずは、今ある虫歯や歯茎のトラブルをしっかり治療しましょう。

その後は、3~4カ月に1度、歯医者にいらしてください。

3カ月に1度、口腔管理としての専門的なクリーニングを受けることで、歯や歯茎のコンディションが安定します。仮に虫歯ができたとしても軽いうちに発見、治療ができますので、費用もかかわらず痛みも期間も短くて済みます。

継続的な口腔ケアによって「噛める歯、食べられる歯」を維持することができれば、全身の栄養状態も向上し、肺炎やその他の疾患に対して強い体をつくれるのです。

肺炎予防は40代から!

日本人の死因第3位である肺炎。その約9割が75歳以上の高齢者であり、多くが誤嚥性肺炎といわれています。肺炎予防のキーエイジである60代(66ページ参照)にとって、虫歯治療や口腔ケアは待ったなしの喫緊の課題です。

一方、老後までまだ余裕がある40代にとっては、「誤嚥性肺炎はお年寄りの問題なんでしょ？」と、なかなか肺炎を自らの健康問題としてイメージしにくいかもしれません。

しかし、口腔ケアに「早すぎる」はありません。

80歳での平均残存歯数が日本人の14本よりも10本以上多い25本であるスウェーデンでは、赤ちゃんの歯が生えはじめるとすぐに歯科検診を受けるのです。歯の生えはじめは6カ月頃。日本で赤ちゃんがはじめて歯科検診を受けるのは1歳6カ月ですから、スウェーデンより1年も遅れをとっていることになります。

人生80年といわれる現代、40代は「人生の折り返し地点」。今までの40年を振り返り、その経験や反省を残りの40年に活かす、実によいタイミングといえるのではないでしょうか。

これまでの人生、歯にどれだけの注意を払ってきましたか？

毎日毎食、一生懸命に働く「歯」に、正しいケアをしていましたか？

歯をおろそかにすると肺炎や認知症、心臓病など全身に悪影響が及ぶことを知っていましたか？

40代で真剣に口腔ケアをスタートさせれば、50代の10年を使って暮らしにしっかり定着させることができるでしょう。いよいよ肺炎予防のキーエイジともいえる60代になって、かなり有利に予防に取り組めるのです。

また、40代が真剣に口腔ケアに取り組めば、その親御さんにあたる世代、お子さんにあたる若い世代へと、意識が広がるはずです。自分のために、自分の大事な人たちの健康のために、40代の方は歯科医師・歯科衛生士といったプロフェッショナルのサポートを受けて口腔ケアをスタートさせてください。まずは虫歯治療から！

column

おすすめの口腔ケアグッズ

私は診察の前、患者さんに30秒ほどうがいをしていただきます。そのときに使用するのが、「POIC®ウォーター」です（特定非営利活動法人POIC®研究会）。これは口腔機能水（次亜塩素酸水）の一種です。

「次亜塩素酸水」は、殺菌・洗浄・消臭・消毒など幅広く活用され高い抗菌力を有しています。主成分が水であること、平成14年厚生労働省に食品添加物（殺菌料）として認可されたことから安全性が保証されているといえるでしょう。

「POIC®ウォーター」は、次亜塩素酸を高純度の塩と水で電気分解したもので化学薬品は一切使っていません。訪問診療の際、お年寄りにこれでうがいをしていただくと口臭を瞬時に消し去ってくれるので、ご本人もご家族も本当に喜んでくださいます。また、傷の治りがよくなり、歯肉炎の治りもスムーズ。止血効果もあり治療では欠かせない存在です。

数々の歯ブラシを試した結果、私はスウェーデン製の「TePe X-ソフト」に落ち着きました。太くて握りやすいグリップ、小さく小回りがきくヘッド、歯肉を傷つけないソフトなブラシ。歯周病予防のために開発された歯ブラシです。

もちろんこのほかにも優れた歯ブラシが市販されています。歯茎を傷つけないという視点で選んでください。

歯ブラシは、メインのほかに「細かい部分用」も使っていただけると万全です。日本ではまだなじみがないのですが、「インタースペースブラシ®」といってブラシを筆先のように植毛した歯ブラシがあります。歯列矯正器具の隙間を縫って歯に届くなど、細かな部分の手入れに適しています。

最後は「キシリトールガム」がいいかもしれません。食後30分以内、歯磨きの前に噛むことで唾液が増え歯垢が落ちやすくなるほか、虫歯の原因となる酸を抑制する作用もあります。スーパーや薬局では多数の「キシリトールガム」が販売されていますが、キシリトールの含有量やほかの甘味料がちょっと気になります。かかりつけの歯科医院で相談し、購入するとよいでしょう。

ただ、キシリトールガムは「健康な歯」向き。歯は「替えのきかない消耗品」です。ガムを噛むことで得られる効果よりも、過度の咀嚼回数による歯の消耗を防ぐほうを重要視しなくてはいけない方もいらっしゃるでしょう。

お年寄りの歯を診ていると、ある日突然、枯れ木のように折れることがあるのです。ガムを噛むと何千回と咀嚼回数が増えます。負担をかけすぎるのはよろしくない気がします。

第4章

健康長寿のカギは「口」にある!

脳も体も元気になるヒント

●人間は「口」で生きている

命のはじまりとしての口

『The Lancet』に掲載された論文執筆の際に大変お世話になった佐々木英忠先生は、老年・呼吸器病態学の権威で、早くから老人を専門に診療する老年科の必要性を説いておられた方です。その先生が、ふとおっしゃったことがありました。

「口の問題は本当に大事だね。犬をみていると、ほとんど口で生きているといってもいいくらいだ」

地球上に「口」をもつ腔腸《こうちょう》動物が誕生したのは今から7億年前。生存競争に打ち勝つため、少しでも効率よくエネルギー摂取できるように、目でも鼻でも耳でもなく、最初に「口」ができあがったといわれています。

そして、人間にとっての「口」は「食べる」という生存に深く関わることを筆頭に、さらに多くの機能を担っています。

まず、栄養を取り入れる場所でありながら、口は感染防御の場でもあります。役に立つものは体内に入れ、害するものは排除する。相反する機能が同居しているのです。口による「噛む」という行為が脳に与える刺激も見逃せません。

そして「しゃべる」。「目は口ほどにものをいう」とはいえ、人間にとってもっとも重要なコミュニケーションツールが「口」です。ちなみに、口が「しゃべる」機能も有しているために、気管と食道が隣接し誤嚥が起きやすい構造になっています。

生きるための栄養素を取り入れ、人間の健康や喜びに関わる機能を有する「口」は非常にユニークであり、バイタリティーに富んだ場所といえます。

こうしたことを考えると、人間にとっての「口」は生命サインを発する器官であると私には思えるのです。「口」こそが、その人の生命力の強さを左右し、生命の状態をあらわす部分ではないのか。人間の命の最後の最後まで、守る場所、活かすべき場所なのではないか。そう思うのです。

「入れ歯」でよみがえったお年寄り

嘱託で歯科治療を担当している老人ホームに、80歳の女性がいらっしゃいました。歯はわずかしか残っていないため発音は不明瞭。表情も乏しくベテランの職員さんもコミュニケーションが困難で、周囲は認知症だと思っていました。

ただ、「食べる」ということに対しての意欲は消失しているわけではなく、唇、歯茎や舌、頬を総動員して、口のまわりを汚しながらもペースト食をしっかりとっています。

そう、食べることは大好きだったのです。

その楽しみをどうしても守りたいからと、職員さんやご家族から入れ歯製作を依頼されたときは、正直なところ「困ったな」と思いました。

長らく歯がない状態のため、入れ歯を支える歯茎はすっかり退縮して高さもない。そもそも一定の時間じっとしていなくてはいけない型取りを乗り越えられるのか。歯の欠損が長期に及んだため、オーラル（口腔）ディスキネジアがみられたのです。

オーラルディスキネジアとは、顔面筋、舌筋、咀嚼筋にみられる不随意《ふずいい》運動のことで、口をモゴモゴ動かすお年寄りが多いのはオーラルディスキネジアによります。この方もご本人の意思に反して、絶えず丸めた舌を唇から出し入れしていました。

不安も大きかったのですが、とにかくやってみようとトライすることにしました。そして、最終的に製作前の入れ歯の試適（噛み合わせを確認し、仮付けをおこなうなどの診査）のために仮装着をしたときの驚き――感動――は忘れられません。

口から食べることの大切さ

椅子にかけていただいた女性の後ろに衛生士が立ち、やさしく額に手をあて頭部を固定します。入れ歯を入れることに対して相当嫌がるのではないかという心配があったからです。ご本人は入れ歯に対する期待があったのでしょうか。こちらの不安をよそに装着はすんなりといきました。

上下の歯が無事に入ってから、こちらを見ていただくと、顔全体を覆っていたぼんやりとした雰囲気が一掃され、目に力が宿り、口角がキュッと上がって生命力を感じさせる表情があらわれたのです。

装着してしばらくカチカチやイーをしてもらいますが、そのあいだにどんどん血行がよくなるのでしょう、白っぽかった顔色に赤みがさしてきました。衛生士が「完成が楽しみですね」と声をかけると、いつも反応が薄かった女性が、このときははっきりと笑顔を見せてうなずいたのです。確かな手応えを感じながら完成にむけて修正を加えていきました。

さて、いよいよ完成した入れ歯を装着する日。最終的な試験として小さく割ったおせんべいを食べていただきますが、ゆっくりと慎重に、そして正確に嚥下していくのがわかりました。一番むせやすいはずの水もクリア。その後の経過を観察すると、結果的にペースト食の頃よりもむせがなくなったことがわかりました。

装着から6日目、入れ歯の具合の確認にうかがったときです。

お名前や生年月日など、こちらの質問にゆっくり、はっきりとした発音で答えてくださるではないですか。施設のスタッフの方によると、会話が成り立つようになり、女性の要求がわかりやすくなったため、コミュニケーションがかなりスムーズになったそうです。

女性は、認知症で話せなかったのではないのです。歯がないため発音が不明瞭になり、伝わらないもどかしさやイライラからすっかり憔悴《しょうすい》して、しゃべることを投げ出してしまっていただけなのでした。

栄養状態の指標となるアルブミン値を調べたところ、入れ歯を入れる前は2・9g／dl。3・5以下は注意が必要であり、女性の数値は低栄養状態に陥っていたことを示します。それが入れ歯を装着してから3カ月後には3・8に上昇し、半年後には4・2にまで上昇していました。

ペースト食をどんなに食べても体重が増加しなかったのに、入れ歯にしてからは少しずつふっくらしはじめ、便秘も改善されたそうです。

入れ歯の使用前後での変化のあまりの大きさに、私自身、驚くばかりでした。「口が人を生かすのだ」――改めて教えられました。

口から食べられれば、それが自分の歯であっても入れ歯であっても、そして量が少しであっても、「食べられた！」という満足感があります。活力があふれてきます。それが、生まれてから死ぬまで「口から食べる」ことを習慣としてきた人間の本能なのです。

幸せは「口」がつくる

かつて、介護の現場では歯の存在は軽んじられていました。「たかが歯じゃないか。生き死にに関わらないではないか」と。

でも、人は「口」で生きているのです。そして、口の機能である「食べる」「しゃべる」を担うのは歯です。感染防御に不可欠な唾液は「歯」がないと減少してしまいます。

歯がなくなり咀嚼の機能が衰えると、それに連なる嚥下反射、咳反射も足並みを揃えて衰えるので誤嚥が発生するようになります。これこそ、生死に関わる誤嚥性肺炎に直結する問題ではないですか。人が人らしく、幸せに生きることは、「口と歯」のありようにかかっているといえるのです。

●口からはじめる認知症予防

口腔ケアで認知機能がアップ！

全国の11箇所の施設にご協力をお願いし、2年にわたって口腔ケアと肺炎の関連性を調査した際、同時に認知機能についても調べてみたところ、口腔ケア開始から半年間で、認知機能の改善がみられました。

口腔ケアで認知機能に改善がみられたのは、いくつかの要因が絡み合っています。

皆さんも、寝起きや風邪をひいたときなど、口のなかが粘ついているときに、軽くうがいをするだけでサッパリすると思います。口腔ケアがもたらす爽快感がある種の覚醒につながるのではないかと考えられます。

また、口腔ケアによる刺激で唾液が分泌されるようになると、嚥下反射・咳反射に関わるサブスタンスPの分泌も増えます。サブスタンスPにはアルツハイマーを引き起こすアミロイドベータタンパク質を分解する作用があることから、認知症の芽をつみとってくれる可能性があるのです。現在、口腔ケアによるサブスタンスPの増加と、認知症の予防効果についての研究も進んでいます。

脳の広い範囲を刺激できる

人間には五感が備わっています。それら種々大小の刺激が脳に伝わることで、脳は活性化されていきます。また、食べる、走る、ジャンプするなどの運動を司《つかさど》るのも脳の大事な仕事です。

口で感じる熱い、辛いなどさまざまな刺激は感覚として脳の感覚野に伝わり、咀嚼や嚥下、口の表情などの動きの指令は脳の運動野から発せられます。

味覚だけでも甘味、酸味、塩味、苦味、うま味の5種があり、アイスクリームから人肌のぬる燗《かん》、熱々のラーメンまで実に幅広い温度を感じ取り、やわらかい・硬いといった食べ物の状態に応じて咀嚼や嚥下に加減を加える。「食べる」という行為は対象が実に多く、必然的に考慮すべき要素もどんどん増えていきます。

大脳の感覚野と運動野それぞれに伝わる刺激の大部分を占めているのが「口」であることも納得できます。口がいかに大脳の広い範囲に関わっているかをあらわしたのが「ペンフィールドの図」です。口腔ケアで口を刺激することは、脳を刺激することといってもよいでしょう。こうした脳の働きだけでは説明のできない、心理的な好影響も口腔ケアはもたらしてくれます。

施設のお年寄りは、口腔ケアによってしっかりと食事がとれるようになると、皆さん、表情が変わります。明るくなってコミュニケーションにも積極的になり、活動の幅も広がります。

口腔ケアが引き出す「食べる力」によって社会性が復活してくるのです。

きちんと噛めなくなるとボケる!?

「歯がなくなるとボケる」とは昔からよくいわれていますが、正確には「きちんと噛めなくなるとボケる」だと私は思っています。

たとえ総入れ歯であっても、きちんと調整・手入れをしてしっかり噛めている方はお元気。反対に、自前の歯であってもぐらつき、欠損などがあり噛み合わせが不安定なお年寄りは、あまりお元気には見受けられません。これは若い方でも同様。噛み合わせに問題があると、やはり覇気《はき》が感じられないのです。

さて、神奈川歯科大学の山本龍生教授は、健康な65歳以上の高齢者４４２５人を４年に

ペンフィールドの図

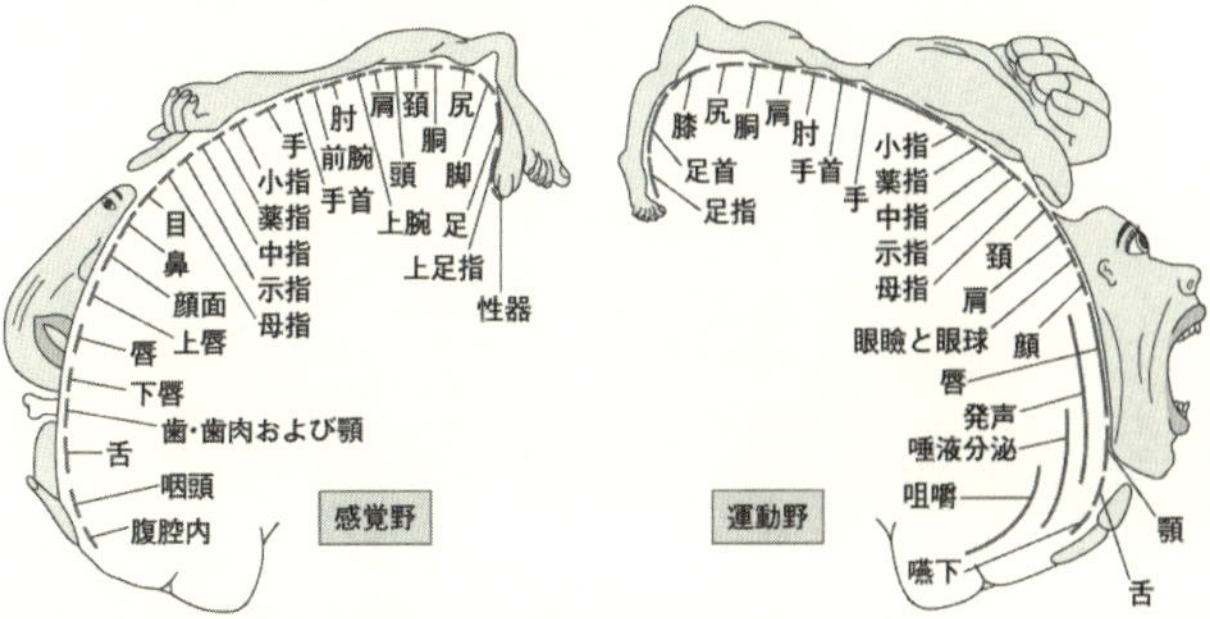

(Penfield W Rasmussen T : The Cerebral cortex of man. Macmillan, New York,1950より引用・改変)

感覚野、運動野ともに、口に関わる部分が大きいことがわかる。

わたって調査しました。対象者を「20本以上自分の歯がある」「自分の歯はほとんどないが入れ歯を使っている」「自分の歯がほとんどなく、入れ歯も使っていない」の3グループに分類し、認知症になる率を調べたのです。

その結果、「20本以上自分の歯がある」「自分の歯はないが入れ歯を使っている」方々が認知症になる割合はほぼ同じ。一方、「入れ歯を使っていない」方々が認知症になる割合はというと、約2倍にも上ったということです。

歯がないと諦めないでください。入れ歯であっても「歯」のもたらす効果は変わりません。「正しい噛み合わせの入れ歯できちんと噛める」ことが認知症の予防につながるのです。

●歯がない人は転びやすい

介護の引き金になることもある転倒

高齢者にとって肺炎と同様になんとしてでも避けたいのが「転倒」です。筋力が低下した高齢者はカーペットや布団など、ほんの少しの段差を越えられずに転倒してしまうことがあります。高齢者の転倒場所の半数以上は自宅です。「家なら安心」という気の緩みもあるのでしょうが、古い家屋だとバリアフリーの配慮がなされていないことも原因でしょう。

高齢者は骨折しやすく、大腿骨《だいたいこつ》など骨折部位によっては手術が必要となります。長期間にわたって入院生活を送るうちに筋力が低下し、認知症の症状もあらわれ寝たきりになってしまうお年寄りも多いのです。介護が必要になったお年寄りの1割弱が、転倒が引き金になっています。

噛み合わせが重心を安定させる

前節の山本龍生教授は、歯の状態と転倒についても調査しています。過去1年間に転倒経験のない65歳以上の高齢者1763人を「20本以上自分の歯がある」「歯は19本以下で入れ歯使用」「歯は19本以下で入れ歯を使用していない」に分類。3年後に「1年以内に2回以上転倒したか」を調べました。

ご想像どおり、もっとも転倒リスクが低いのは「20本以上自分の歯がある」方。「歯は19本以下で入れ歯使用」の方の転倒リスクは「20本以上自分の歯がある」方に比べて1・36倍。「歯は19本以下で入れ歯を使用していない」方は2・5倍の転倒リスクという結果が出ました。同様の研究結果を広島大学の吉田光由准教授が報告しています。

東京医科歯科大学非常勤講師の渡辺一騎先生は、入れ歯を装着したときとそうでないときの重心の揺れ、歩幅、歩行スピードを調べ、入れ歯を装着しているほうが重心が安定し、歩幅が大きく歩くスピードも速いと報告しています。

人間が歩くためには、スムーズな重心の移動が求められます。片足が地面についた状態でもう一方の足を振り出し、後ろの足から前の足へと重心を移動します。

歯がない状態では嚙み合わせがしっかりと定まらず、下顎がズレてしまいます。このズレによって下顎や頭部・頸部《けいぶ》の筋肉がアンバランスな状態になります。

すると、頭部がまっすぐに保てず傾いた状態になり、不安定な状態で首の上にのった頭部を支えるため首や肩、背中といった筋肉に余計な負荷をかけることになります。その結果、起立したときに重心が定まらず、歩行の際の重心移動もスムーズにできなくなると考えられています。

歯がない状態で生じた下顎のズレ、ズレに連鎖して生じた全身の筋肉への負荷と重心のアンバランスは、入れ歯を装着することで解消されます。重心が定まってしっかりとした歩行ができるようになるのですから、転倒リスクも軽減してくれるのです。

●歯周病というもうひとつの問題

中高年以降の8割以上が歯周病⁉

温度、湿度、栄養などが細菌の好む状態で揃っている口腔内は、細菌にとって居心地のよい場所です。

服薬によって唾液が減ると唾液の殺菌効果が弱まって細菌は繁殖。
入院中に絶飲絶食だからと口腔ケアを怠るとすぐに細菌は繁殖。
とくに甘いものは食べていないからと日頃の歯磨きをおろそかにすると細菌は繁殖。
入れ歯は虫歯にならないからといって洗浄を不十分にすると細菌は繁殖……。

常に、細菌は繁殖の機会をうかがっているのです。そして、繁殖した細菌は必ず悪さをします。身近なところでは「虫歯」。これは経験した方も多いでしょう。
細菌が引き起こす悪さがよっぽどたちが悪いと命にも関わる、と書くと驚かれるのではないでしょうか。口腔内で繁殖した細菌を誤嚥することで肺炎となり、今やその肺炎は日本人の死因の第3位。細菌は口のなかで暴れるだけでなく、体のなかに入り込んで命の危険をも引き起こすのです。

細菌が起こす悪さで見逃せないのが「歯周病」です。歯周病はあまり症状がありませんが、実は35歳以上の8割が罹患《りかん》しているといわれています。次の症状に1つでもあてはまるようなら歯周病はすぐそばまで来ています。3つ以上あてはまるようならほぼ歯周病。歯科で速やかに治療をはじめてください。

□歯磨きすると歯茎から血が出る
□疲れたとき、体調が悪いときに歯茎が腫れる
□歯茎の色が赤、または黒っぽい
□歯茎がむずむずする、または痛む
□歯茎の山（歯と歯のあいだの部分）が鋭角ではなく丸みを帯びて腫れている
□歯茎が退縮し、歯と歯のあいだに隙間ができた
□歯茎が退縮し、歯が長く伸びたように見える

□グラグラしている歯がある
□口臭が強い
□起床時に口のなかがネバネバしている

歯周病菌が引き起こすさまざまな病気

歯周病は気づかないうちにはじまり、進行する病気です。なにより、口のなか、歯茎の問題にとどまらず、全身に悪影響を及ぼす危険があるのです。

たとえば、歯周病菌によって動脈硬化を誘発する物質が増えるため、狭心症や心筋梗塞を引き起こすこともあります。脳の血管が詰まる脳梗塞のリスクも上昇します。

国民の5人に1人が糖尿病か糖尿病予備軍といわれています。この糖尿病も歯周病との関係が深い病気です。

歯周病は糖尿病の合併症のひとつとされてきましたが、歯周病になると糖尿病の症状が悪化することがわかってきました。反対に歯周病が改善されると糖尿病の症状も落ち着くことから、歯周病が糖尿病の状態を左右するといえます。

妊娠中はホルモンバランスの変動の関係から歯周病の前段階である歯肉炎になりやすく

多くの疾病とかかわりのある歯周病

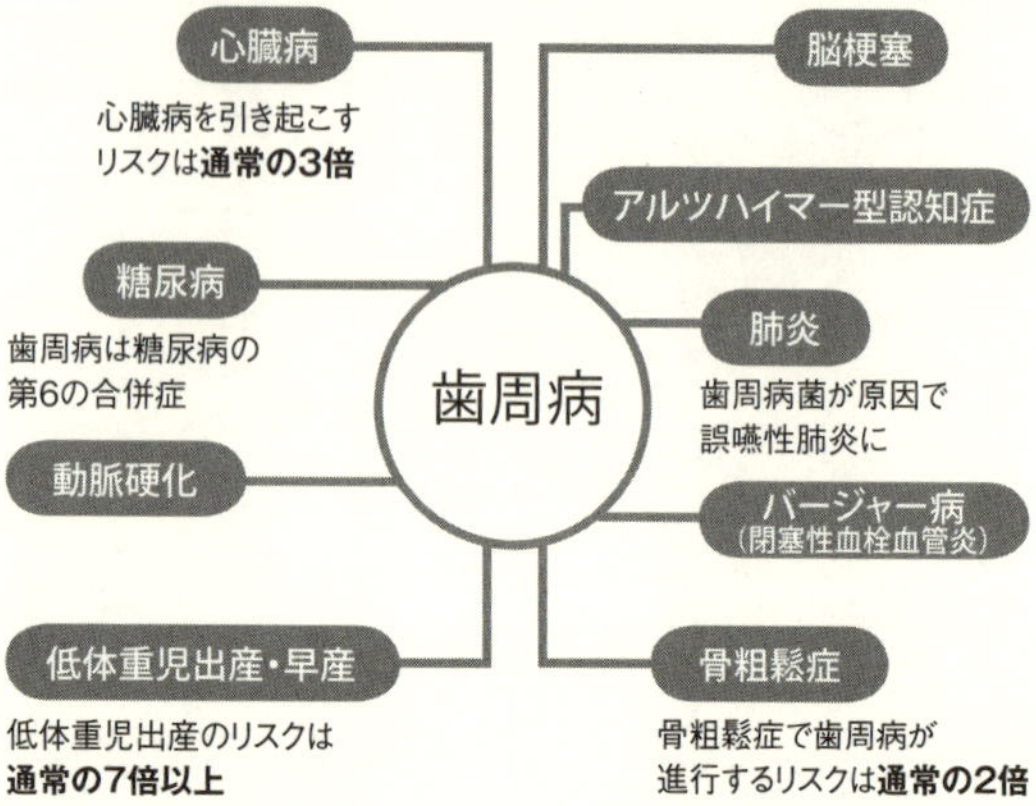

（日本歯科医師連盟パンフレットより引用）

歯周病菌がつくる毒素が血液中に入ると、全身の健康に悪影響を及ぼす。

なります。歯周病が進行してしまった場合、速やかに治療を進めないと歯周病原菌が胎盤を通じて胎児に影響を与えてしまいます。歯周病による低体重児や早産のリスクも高いのです。

よく食べ、しっかり噛むことで、口は健康の入り口となりますが、日々の手入れを怠ると細菌が繁殖し、病気の入り口ともなりえます。若い人もお年寄りも、歯がある人もない人も、口腔ケアで口のなかを清潔に保つことで、さまざまな病気のリスクを遠ざけることができるのです。

そして何より歯科医院での定期的なチェックが大切です。

●口腔ケアが寿命を延ばす

「肺炎は老人の友」

カナダ生まれの医師ウイリアム・オスラー（1849〜1919年）は、血小板を発見するなど研究者として多大な功績を残しながら、後進の指導にも尽力し医学教育の礎を築いた人物です。100歳を超えてなお医師として活動された故日野原重明先生もオスラーの思想に感銘を受け、日本オスラー協会を立ち上げています。

臨床医でもあったオスラーは、肺炎を「老人の仇敵」と表現していました。しかし、のちに「肺炎は老人の友」と言い換えます。

じわじわと弱らせながら痛みや死の恐怖を与えることのない肺炎は、老人にとっては「友」であるというわけです。

「仇敵」か「友」かは判断がわかれるところですが、昔も今も、肺炎がお年寄りにとって身近で、命に関わる病気であることには変わりはありません。

その肺炎にとって、口腔ケアは完全な「仇敵」といえるでしょう。第1章で述べたように、全国11箇所の特別養護老人ホームで2年にわたって口腔ケアを実施したところ、肺炎の発生率が4割も減少したのですから。

難病の患者さんを口腔ケアでサポート

口腔ケアで肺炎が予防できる。これは難病と闘う方にとっても朗報でした。

私が訪問治療している患者さんのなかに、ALS（筋萎縮性側索硬化症《きんいしゅくせいそくさくこうかしょう》）の男性がいらっしゃいます。ALSは国の難病に指定されている病気で、視力や聴力、内臓機能などはそのままでありながら、手足の筋肉、舌・喉の筋肉、呼吸に必要な筋肉が少しずつ衰えていきます。著名な物理学者であるホーキング博士もこの病気です。

その患者さんは7年ほど前から在宅で療養されることになり、胃ろうで栄養補給されています。歯科衛生士は週に1回うかがい口腔ケアを、私は月に1回、歯石や歯垢、歯茎の状態をチェックしています。

歯科衛生士がケアをするときは、日々介護されている奥様とヘルパーさんにも一緒にご主人のお口のなかを見てもらいます。

「磨き残しはありましたか？」

「一番奥の歯とその手前の歯のところ、少し磨き残しがありますね。ちょっと隙間があって難しいところですよね」

磨き残しがあれば、場所をお知らせしながら歯ブラシの動かし方も説明していきます。ALSの患者さんは筋肉が落ちてうがいができません。ブラッシングで落とした汚れを飲み込んでしまっては元も子もありませんから、ブラッシングが終了したらガーゼで口腔内を丁寧に拭い取っていきます。

奥様とヘルパーさんの日々の努力もあり、ご主人のお口のなかは大変良い状態が保たれています。ALSの闘病生活中、一度も肺炎を起こしていません。

全身の筋力が低下するALSは、呼吸に関わる筋力も低下し呼吸不全で亡くなる方が多いのですが、同様に亡くなる方が高いのが「肺炎」です。

ALSのほか、脳血管疾患、心疾患で入院したり、手術のあとは、人は肺炎のリスクにさらされます。

大病や手術で体力が低下することが肺炎の原因と思われがちですが、「口腔ケアの不十分」こそが元凶だと思います。

病気の治療で手一杯で口腔ケアがおろそかになるなどということは、本末転倒。細菌の温床となる口をほったらかしにしていては治る病気も治りません。

病気の治療と同格で「口腔ケア」を捉えてください。適切な口腔ケアによって命を脅かす肺炎から身を守ることができるのですから。

●「口の状態は看護ケアの質をあらわす」

今も昔も後回しにされがちな「口のなか」

看護師であり、看護教育学者でもあったフローレンス・ナイチンゲール（1820～1910年）の名は、皆さん、よくご存じだと思います。このナイチンゲールと並び称される人物がヴァージニア・ヘンダーソン（1897～1996年）です。

ヘンダーソンもまた看護師であり、看護教育の指導者でもありました。1960年に出版した『看護の基本となるもの』のなかで、このようなことを述べています。

「歯を磨くこともごく簡単なことであると多くの人は思っているが、意識を失っている人の口腔を清潔に保つのは非常に難しくまた危険な仕事であり、よほど熟練した看護婦（師）でないと有効にしかも安全に実施できない」

そして、こう締めくくっています。

「患者の口腔内の状態は、看護ケアの質をもっともよくあらわすもののひとつである」

体の治療が最優先だったこと。口腔内の細菌が体に及ぼす悪影響が認知されていなかったこと。現場が恒常的に人手不足だったこと。また、医科と歯科の連携が図られていなかったこと。

こうした事情によって、病気の患者さんたちの「口」はいつも後回しになってきました。ほとんど手つかずだったといってもよいでしょう。誰も口の状態に関心を寄せなかったのです。

普通であれば放っておかれるはずの「口」に対してもケアを怠らないということは、すべてにおいて高水準の看護ケアが実施されていることを意味するとヘンダーソンはいっているのです。

介護施設や病院を選ぶ際、多くの人は設備の充実度を気にするでしょう。最新の検査機器が揃っていれば安心ですし、使いやすいトイレやお風呂の設備は快適さを約束してくれます。

しかし、そうした目に見える部分では看護ケアの質はわかりません。

毎食、きちんと歯磨きをしているのか。意識レベルが低下している方への口腔ケアはどのようにしているのか。歯科医師や歯科衛生士による専門的なケアをおこなわれているのか。

口腔ケアの重要性が周知されるようになって、多くの施設で1日2～3回の口腔ケアが定着しています。救命救急センターや集中治療室では、4時間おきに口腔ケアをする病院も出てきました。裏返せば口腔ケアはそれだけ効果があり、その口腔ケアを怠ることは命に関わるほどの危険がある、ということです。

口腔ケアへの取り組み方が、介護施設や病院の信頼度をはかる指標となることを、ぜひ覚えておいてください。

「人間の尊厳に関わる『口腔』を守る」ということ

ヘンダーソンはまた、口腔が敏感であり人間の尊厳に深く関わる部位であると指摘しています。口腔は、尊厳――その人の精神――とつながっているのです。

私も長年にわたって、多くの患者さんや高齢者の方の口腔を診察してきて痛切に感じています。人生を謳歌《おうか》できるように、または人生の幕を安楽に、そして静かに閉じられるように、口腔を守らなくてはいけないと。

口腔には、さまざまな働きがあります。まず「食べる」。嚥下・咀嚼、唾液を介した消化への関与。平衡感覚の維持も口腔の役割のひとつであり、歩く、走る、座るなど日常のさまざまな動作が支障なくできるかどうかは口腔の状態にかかっています。

そして「話す」。口腔はコミュニケーションの大切な機能を担っています。コミュニケーションといえば、口は喜怒哀楽の「感情」があらわれる場所でもあります。

まだまだあります。呼吸への介入、食べることによるストレスの発散、異物の認識と排除……。

さまざまな役割をもつ「口腔」が人間にとって重要な器官であることは当然ですが、高齢者となるとその重要度はさらに増します。

口腔をきれいに保つことによって「感染予防」「栄養の摂取」、そして「精神の安定」の3つが確保できるからです。

なかでも強調したいのが「精神の安定」です。

口のなかがしっかりしている方は、皆さん精神的に安定しています。口のなかというのは、あんなに細い髪の毛1本入っても違和感があるほど敏感です。歯のぐらつきや歯茎の腫れがあると、不快感が精神面に影響を及ぼすことは十分考えられます。

私なりに精神が安定する理由を考えたところ、「口から食べれば心身ともに満たされるから」という至ってシンプルな結論に行き着きました。

口から食べる。

そんな当たり前のことが人間にとって実は大変な喜びであり、希望であり、活力なのです。口腔が人間の尊厳に密接に関わっているのは、口腔が有するさまざまな機能ゆえではなく、「食べるという幸せ」をもたらしてくれるからではないかと思うのです。

●医療費を減らす「口腔ケア」の可能性

「治す医療」から、「治し、支える医療」へ

日本の総人口に占める65歳以上の高齢者の割合は過去最高の26・7％（2015年、総務省）。国民4人に1人が高齢者という超高齢社会を迎えた日本では、社会保障制度のあり方も変革を求められています。

年金、医療保険、介護保険、少子化対策などの社会保障制度改革について審議するため、内閣府に社会保障国民会議が設置されました。同会議では、医療の目的を従来の「治す医療」から、「治し、支える医療」へと転換すべきとしています。

ただ「治す」のではなく、「治し、支える」という連続性が意味しているのは、病気治療後のアフターケアの重要性です。各々の病気によってリハビリやアフターケアは異なりますが、どの病気であれ、どの年代であれ、絶対に必要なアフターケアのひとつが「口腔ケア」です。

要介護者や病気の方に口腔ケアを実施するだけで、感染症や肺炎を避けられるのですか

ら、これほど重要なアフターケアはありません。

高齢者や体力が低下した方が肺炎になると、治療が長引くだけでなく繰り返すことが多いのです。治療に手がかかるわりにすっきりと治りきらず、とりあえず退院したものの、またすぐ病院に戻ってきてしまう。きちんとした口腔ケアをしていなければ、そのサイクルはどんどん加速します。たった1回でも肺炎になることは避けなければいけません。

あるデイサービスで半年間、週に1回歯科衛生士が口腔ケアをおこなったところ、なんと半年後には全員の介護度が改善したという研究報告もあります。

肺炎予防で医療費はもっと減らせる

社会保障費で圧迫される国家予算、なかでも医療費の負担は莫大《ばくだい》なものです。口腔ケアで肺炎や種々の感染を予防できれば、医療費削減に確実につながります。

第1章で述べたように、千葉大学医学部附属病院が入院患者に口腔ケアをしたところ、入院日数の短縮につながりました。入院日数は15~20%も削減でき、900床弱の同病院において年間3億~4億円の医療費削減になるということです。

口腔ケアの徹底が全国の病院で広がれば、入院期間が短縮され、術後等の肺炎リスクも減少。社会保障費における医療費の割合が低下し、医療費の圧迫に起因する増税も抑えられるのではないでしょうか。

ここに、私は口腔ケアの可能性と、歯科医師の果たすべき使命を感じるのです。治療から予防へ、診療室完結型から地域完結型へ、医療者・介護者・家族との連携へ。さまざまな広がりを展開し、皆さんのより良い人生のお手伝いができると信じています。

●これからの歯科医は「歯」ではなく「口全体」を診る

歯ブラシ1本の力

１９８０年の半ばから約15年。私は恩師である岡本浩先生と茨城県の牛久市にせっせと通い詰めていました。老人福祉センターに歯科ユニット（診療用椅子）を2台置かせていただき、定期的に「専門的歯面清掃（歯垢の除去）」をおこなうためです。

ことの発端はスウェーデン留学時の恩師からの調査研究遂行の指令でした。「日本の製品はスウェーデンのすみずみに入っているのに、日本人の歯周病に関する疫学情報は皆無。大規模な実態調査をおこない報告するように」と来たのです。長期間にわたる調査です。協力機関探しは難航しましたが、やっと牛久市の皆さんにお力添えいただけることになったのでした。

ご協力いただだいた市民は３００～４００人。ひたすら歯周病に関するデータを集めていた私は、予想しなかった「感謝の声」を受け取ることになりました。

「先生に診てもらうようになってから、風邪をひかなくなりました」

実は、長期間にわたる口腔衛生管理を中心とした歯周病の治療によって、風邪をひく人が著しく減少したのです。その当時は「そういうこともあるんだな」としか考えませんでした。

さて、デイケア施設で、1週間に1度、歯科衛生士による口腔ケアを受けるグループと、受けない従来どおりのグループでインフルエンザの罹患状況を比較したそうです。その結果、インフルエンザにかかった人はほとんど口腔ケアを受けていないグループ。そのうち半分はインフルエンザのワクチンを接種済みだったとのこと。

ワクチンの負担額はお住まいの地域によって異なりますが、だいたい3000〜4000円。一方、歯ブラシは1本300円でおつりが来ます。

さあ、皆さんはこの結果を聞いて、どう行動しますか。

歯医者に行くと、医療費が安くなる⁉

香川県がおこなった実態調査によると、「歯が悪いと不健康になり医療費がよけいにかかる」といえます。歯が20本以上ある人の年間医療費は34万1500円。0〜4本の人は51万7400円。その差は17万5900円。

残存歯数と医科医療費の関係（40歳以上・約1万9000人対象）

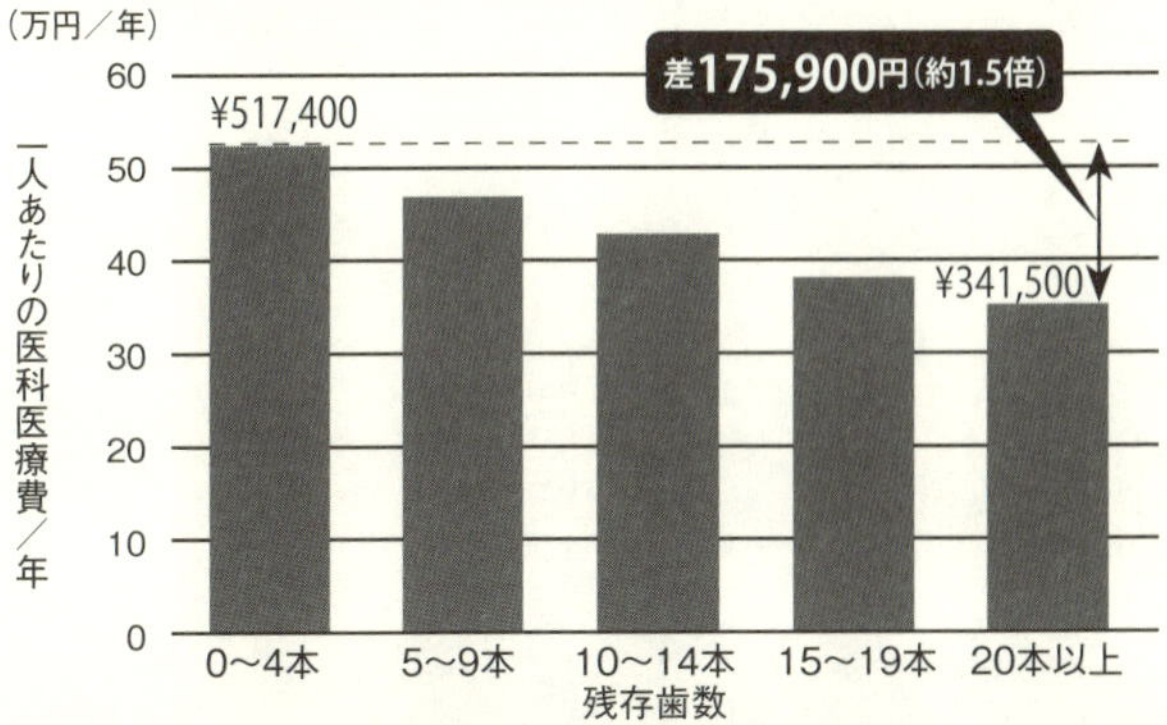

（香川県歯科医師会「平成22年度香川県歯の健康と医療費に関する実態調査」）

歯が多く残っている人ほど年間医科医療費が少なく抑えられる。

残存歯数と医科・歯科１件当たりの平均診療費

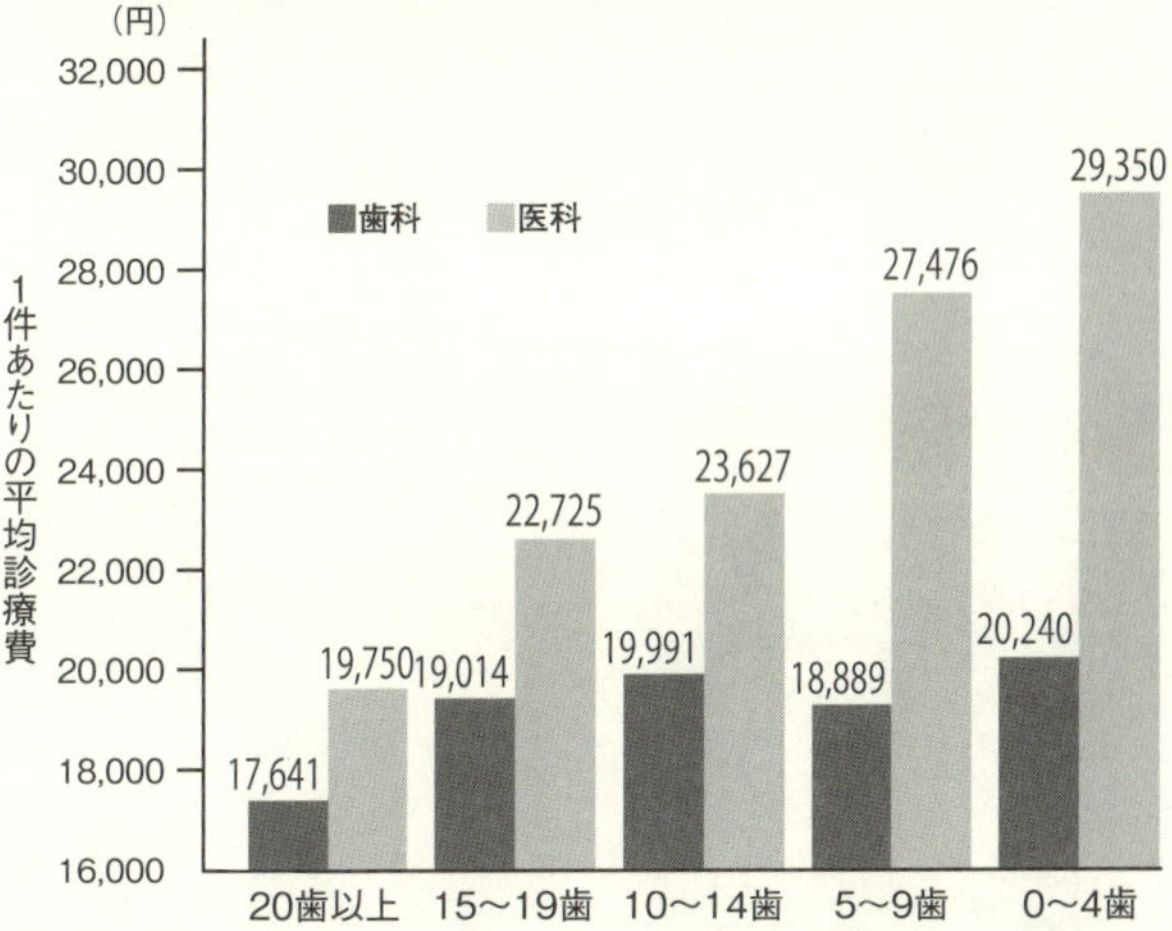

（香川県医療費適正化計画〈平成20年4月〉）

歯の数が少なくなるほど、医科歯科ともに１件あたりの診療費が高くなっていく。

０～４本の人は、医科歯科どちらにおいても１回の診療費用が高額になっています。医科で比べると、20本以上ある人より１万円以上も多くかかってしまうのです。「歯医者に行くと医療費が安くなる」とは不思議な言い方ですが、歯科できちんと定期検診を受け健康な歯をキープできれば、「人生」という長いスパンで考えたとき、確実に医療費を圧縮できるのです。

ちなみに平成25年度においては、その差がさらに大きくなっています。

「歯科医療」から「口腔医療」の時代へ

これから「多くの歯が残る時代」がやってきます。８０２０運動の推進や、歯や歯茎の健康への関心の高まりによって「歯がたくさん残っている高齢者」が増加するのです。

私たち歯科医師は、こういう時代を夢見ていました。たくさんのお年寄りの口に、たくさんの歯が残っている時代。

しかし、私はどうも手放しで喜べないのです。

歯が多く残っているということは、それだけケアに手間がかかるということ。総入れ歯のほうが手入れとしてははるかに単純で簡単です。

歯は20本も残っている。でも、今までの、そしてこれからのケアは本当に大丈夫ですか？

お年寄りは「口」から肺炎になるということ、そしてその肺炎の最大にして最善の対策が口腔ケアだと知っていますか？

つい、心配が先にたってしまいます。

一説には、東京五輪の２０２０年には、80歳のお年寄りの6割近くが20本以上の歯が残っているだろうといわれています。そのとき、お年寄りの歯にきちんと介入できる歯科医師が不足していないか不安なのです。患者さんの歯に切れ目なくずっと寄り添っていける「シームレス診療」がなされていなければ、歯をきれいに残し、きちんと使えるように保つのは困難だといわざるをえません。

現在、歯科クリニックはコンビニエンスストアよりも多いといわれています。しかし、飽和状態かというと、決してそうではないと思います。今後は医科や介護者との連携の場はますます増えていくでしょうし、訪問診療や介護施設での診療の要請も増加するはずです。お年寄りの歯が多く残れば残るほど、歯科医師の責任も重くなります。

さらには、「歯と全身」のつながりを一般の方にも広く知っていただき、「虫歯予防が病気予防」と理解していただくには、まだまだ時間もマンパワーも必要です。　歯医者の数は十分とはいえないでしょう。むしろ不足してくると思います。

しっかりとした歯、健康な歯茎、清潔な舌。それらがきちんとおさまった口腔。口腔に関与することが、結果的に全身の健康状態を良好にすることが、さまざまな研究で証明されてきました。

肺炎をはじめ、全身の健康状態に密接に関わっているのが「口腔」です。「歯科医療」という「歯」を診る時代から「口腔医療」へシフトする転換期が今訪れようとしています。

私たち歯科医師の仕事は、咀嚼・嚥下、コミュニケーション（会話、表情）、感染症予防など「口腔」に備わった力すべてを守る「口腔医療」に変化していくと信じています。

●高齢者の口腔ケアのポイント

自宅でできる肺炎予防

75歳以上の後期高齢者の数は2025年には2000万人を超え、2055年には全人口の約25％を占めるといわれています。

高齢者の増加と介護の問題は切り離すことはできません。要介護状態になった場合、自宅での介護を希望するかという問いに対して、4割以上の高齢者が「はい」と答えており、厚生労働省は逼迫《ひっぱく》した財政問題の解決策として在宅医療・介護を推進しています。

これはつまり、「家庭」が肺炎予防の最前線になるということを意味しています。

親御さんや配偶者を介護することもあるでしょうし、いずれご自身が介護されるときもきます。とはいえ、ほとんどの方はそのときが来るまで、親御さんや配偶者の口のなかを見たことがありません。ご自分の口のなかでさえ、しっかり見ることは少ないのですから当然でしょう。

介護する側は、最初は口腔ケアにあまり乗り気ではないことも多いのですが、あらわれるポジティブな反応に介護生活に光明を感じてくださるようです。

介護とは「残された機能を維持する」ことが目的のひとつです。しかし、維持することがいかに大変か。努力がなかなか反映されずに疲弊することが多い介護生活で、口腔ケアだけは「明確な改善・進歩」を実感できます。

口臭の軽減、表情が明るくなる、少しずつ食欲が戻ってくるなど、プラスの変化が必ずあらわれるのです。

ある70代の女性は、歯茎が腫れてあちこちから出血していました。非常にデリケートな状態ですから、少しずつ慎重にケアを進めていきました。1年半後、歯茎はすっかりきれいになり、4年経過した今では、健康的でピンク色の歯茎はどこもツルツルで腫れや出血など一切みられません。

有病者であっても、障がいがあっても、歯周組織の炎症は改善するのです。口腔の状態は改善できるのです。誰が、どのように、どのぐらい関わるか、そして関わり続けられるかにかかっています。

正しい口腔ケアのやり方

口腔ケアは介護の要となりうるほどの可能性があります。口腔ケアで肺炎から「命」を守ることができます。また、食べる喜びをもたらすことで人生の楽しみを守ってくれます。さらに、安価なコストで一般の人でもできるのですから、正しい知識を身につけてぜひ継続しておこなっていただきたいと思います。

その際大切なことは〝磨いている〟のと〝磨けている〟のは違うという視点です。まんべんなく磨くことがポイントです。

①口腔ケアの前に抗菌薬でうがい

ブクブクうがいができる状態であれば、たとえばＰＯＩＣ®ウォーター（１３１ページ）、市販のマウスウォッシュなどで、最初にうがいをして除菌しながら大雑把に汚れを落とし、本格的なケアをスタートさせるのもよい方法です。「これからケアがはじまるぞ」という合図にもなり、気持ちを口腔に集中してもらうこともできます。

実は、私は市販のマウスウォッシュは刺激が強すぎてちょっと苦手です。頬の内側がピリピリしてくるのです。そういう方は塩をひとつまみ入れた塩水で代用してもよいでしょう。

②歯、歯茎、口蓋、舌をきれいにする

歯の外側は唾液による自浄作用が働きやすいですが、裏側はなかなか十分ではありません。歯の裏側、歯と歯のあいだ、詰めものの辺縁など「知ってて知らない歯磨きのポイント」（122ページ～）で説明した部分に気をつけてきれいにブラッシングしてください。

お元気な方の歯磨きではめったにおこなうことはありませんが、介護度が高い方の場合、口蓋も忘れずにきれいにしましょう。ここから喉にかけて痰がこびりついていて、細菌の温床となっているケースが多々あるからです。

口蓋のケアはスポンジが先端についた専用の器具でおこないますが、あまり奥まで入れないように十分注意してください。

③食べていなくても口腔ケアをする

口腔内を汚すのは食べかすだけではありません。口腔内の細菌は、寝て起きるだけで爆発的に増加するのですから、口に食べ物を入れていなくても不潔になるのです。

「食欲がなくて1日何も食べなかった」。そんなときでも口腔ケアは必要ですし、胃ろう

で口から栄養を摂取していない方こそ、唾液の分泌が減り口腔内の細菌が増加しやすくなるので口腔ケアが必要なのです。

総入れ歯の方も、「入れ歯」の手入れさえしておけば十分と勘違いしがちですが、専用のブラシで歯茎を刺激したり、付着した汚れをとるなどの口腔ケアは必要です。

④歯茎を傷つけない

きれいにしたい気持ちが強いと、ついブラシを動かす指先にも力が入ってしまいます。唾液の分泌が減ったお年寄りの口腔内は過度の乾燥のために敏感になっています。歯周病の状態が悪ければ出血やむなしということもありますが、それでも不必要な痛みを与えないように十分に注意してください。痛みはケアへの恐怖、介護者への不信感につながりかねないからです。

また、口のなかを不用意に傷つけると、細菌が血液を介して体のなかに入り込んでしまう「菌血症」を引き起こしてしまうことがあります。私は「口腔ケアは大事ですよ、きちんと一生懸命ブラッシングをしてくださいよ、風邪も肺炎も予防できますよ、ご飯もおいしくなりますよ」と常々申し上げていますが、同時に「ブラッシングは慎重にね。とくに歯茎に炎症があるときは、最初は優しく慎重にしましょう」とお願いしています。

⑤うがいは必ず吐き出す

歯と歯茎のあいだ、舌の表面など、専用のブラシで手入れをしたあとは、口腔内には磨き落とされた細菌がいっぱいです。これを飲み込んでしまっては口腔ケアの意味がなくなりますから、速やかにうがいをして吐き出してもらいます。うがいが困難な場合は、指にまきつけたガーゼや口腔ケア用のウェットティッシュなどでしっかりとぬぐいとってあげてください。

ケアの最中に口腔内にたまる唾液も、そのつど吐き出してもらい飲み込ませないようにしてください。

⑥歯間ブラシはウィークポイントを避ける

ただでさえデリケートな歯茎が、肺炎のリスクが高い要介護者の場合はさらに敏感になっています。歯間ブラシを無理にエイッと入れてギコギコやってしまうと、歯茎を傷つけてしまい「菌血症」のきっかけにもなりかねません。

歯間ブラシ使用にあたっては、最初に歯科医師や歯科衛生士に「ここは無理に入れない」など、ウィークポイントのレクチャーを受けてからにしたほうが無難でしょう。

歯間ブラシのコツは「最初ゆっくり、あとじっくり」。静かに歯間ブラシを入れて、少しずつ少しずつ進めるようにしてください。

●口腔ケアとセットで「咽頭ケア」を

歯だけではなく口全体をきれいにする

今後の肺炎予防の展開として、口腔ケアと咽頭ケアがセットで実行されることを期待しています。

咽頭とは上方は鼻腔に、前方は口腔に、下方は食道と喉頭の上端に位置するロート状の部分で、一般的には「喉」といわれています。

寝たきりの高齢者の場合、とくに口腔から咽頭にかけて粘着性のある唾液や分泌物（粘液）で覆われています。この分泌物が肺炎のリスクになっています。そのために口腔と咽頭はセットでケアされるべきと考えます。

高齢者を苦しめる「痰」

気道に侵入した細菌やウイルスなどの異物は、粘液によって包み込まれ、喉の上へと運ばれます。これが「痰」。通常であれば咳とともに吐き出されるか、知らぬうちに飲み込んで食道に落ちていきます。

しかし、高齢者や要介護の方の場合、痰がからんでも自力で吐き出すことができず口蓋から喉までズルーッと痰が貼りついてしまうことがあります。粘度が高い痰が大量に喉に貼りついていると、とにかく呼吸が苦しい。不快感もかなりなものです。

喉の奥にからんだ痰が呼吸困難や窒息、感染症を引き起こすこともあり、介護施設や病院においては痰を吸引して取り除く光景は日常的なものです。

口蓋に貼りついた汚れまでしっかり落とす

喉は非常に敏感な部分であり不用意にいじってはいけないという通念もあって、喉の通りをよくする咽頭ケアはまだまだ一般的ではありません。

しかし、直接喉に触れる必要はありません。口蓋に貼りついた汚れを球状ブラシで取り除いているだけで、喉の奥のほうからズルズルと痰が引きずり出され「喉が通る」「息が楽になった」ということがよくあるのです。

痰吸引のあとでも口蓋の汚れに大量の痰がくっついてくることもあり、へばりついた痰には吸引よりも口蓋から咽頭までのケアが有効といえるでしょう。

実際に口腔ケアをやっていると、唾液が出てきます。そしてへばりついた喉の痰がはがれてきて、ゴボゴボいい出します。このタイミングで「くるリーナブラシ®」や「モアブラシ®」といった専用のブラシで取り出します。ブラシの動かし方、力加減など、必ず専門家に指導を受け、少しずつ様子をみながら進めていってください。

●「食べる力」が「生きる力」になる

「食べられない」ことは気力を奪う

高齢者が肺炎や原因不明の発熱で入院すると、待っているのが「絶飲絶食」です。「弱っている状態では嚥下や咳反射も低下しているから誤嚥しやすい。誤嚥など起こされて、さらに症状が悪化してはたまらない」という判断なのでしょう。

しかし、私はこの対処を疑問に思うのです。

集中治療室に入っている絶飲絶食の患者さんも肺炎になりますし、口から食べられない胃ろうの患者さんだって肺炎になります。食べなくたって肺炎になるではないですか。

確かに高齢者の誤嚥性肺炎は心配ですが、それは「食べ物」ではなく「口腔内の細菌」が真の犯人。

口腔ケアを万全にする、食事の際の姿勢に気をつける、食後も胃液の逆流を防ぐためなるべく長く上体を起こしておく（酸性の強い胃液が逆流から肺に誤嚥されると肺に炎症を起こす危険がある）などの方法で、誤嚥を防ぐことは十分可能なのです。

冒頭のケースでの絶飲絶食は、1日2日ではなく1週間以上に及ぶことも珍しくありません。もちろん点滴で栄養補給はされるので、身体活動の維持に問題はないと説明はされます。

しかし、食べたい気持ちがあるのに食べられない状態は、精神的には大変な苦痛であり、気力が少しずつ削がれていくような気がしてなりません。そして何より足腰の筋力、顎の筋力が低下し、喉の機能、口腔機能の低下を生じます。

こうした点を踏まえ、急性期病院でできるだけ早い時期から口から食べることを実践している小山珠美看護師は、「食べて肺炎を予防する」と明言し、これを裏付けたすばらしい研究結果を発表しました。

また、医療ジャーナリストの塩田芳享氏も、「食べる力」の重要性を著書のなかで強調しています。

人間を元気にするのは「幸福感」

筑波大学の村上和雄名誉教授は、吉本興業と組んで大変おもしろい実験をおこないました。テーマは「笑いと遺伝子」。

人間の遺伝子はすべてがオンになっているわけではなく、オフとオンが混在しています。オンになっている遺伝子はわずか数％。そこで、どんな刺激を送れば有効に働く遺伝子をオンにできるか、それを考察するというのです。

糖尿病の患者さんに昼食後に「医学部の教授による糖尿病の講義」「人気漫才師による漫才」をそれぞれ聞いてもらいます。すると、漫才で大笑いしたあとは血糖値の上昇が大幅に抑えられたのでした。

また、がん細胞などを殺すナチュラルキラー細胞にも影響があらわれました。漫才で大笑いしたあと、ナチュラルキラー細胞の働きが低下していた人は高くなり、適正な状態になったのです。

糖尿病や抑うつ、炎症反応に作用する遺伝子はオフ状態に入り、ナチュラルキラー細胞の活性化を促す遺伝子はオン状態。健康に寄与しない遺伝子は影を潜め、健康を向上させる遺伝子は活動的になっていたということです。

なぜ、「笑い」の話を唐突に出したかというと、「笑い」「笑顔」とは人間の幸福感が表情にあらわれたものだからです。

おもしろい、嬉しい、楽しい、そして「おいしい」。こんなとき、私たちの顔には自然と笑みがこぼれます。

そのとき、幸福だからです。

「食べる」ことは単なる栄養補給ではないのです。遺伝子レベルに刺激を与え、免疫力の向上に寄与するほどの「幸福」をもたらしてくれるのです。

食べることで得られる幸福感は、結果的に栄養補給にもプラスに作用し、抵抗力がアップするのではないでしょうか。ペースト食では体重も増えず低栄養状態だった女性が、入れ歯をつけて普通食をとるようになってからは栄養状態がよくなり、顔がふっくらして発熱傾向も改善したケースもあります。

つまりしっかりと栄養をつければ、誤嚥性肺炎の予防効果が上がるということです。

超高齢社会の今、歯科医にしかできないことがある

最近のお子さんは本当に虫歯が減りました。甘いものをあまり与えない、大人の仕上げ磨きの習慣化、定期的なフッ素の塗布などは育児書でも指南されており、皆さんきちんと実践なさっている結果でしょう。

歯と全身の健康が比例することが多方面からの研究報告で明らかになり、歯科健診を重

視する健康保険組合も増え、虫歯を放置する大人もますます減っていくことが予想されます。

虫歯が減ったからといって、我々歯科医師の仕事が減るなんてことはありません。いよいよ、虫歯治療ではなく、肺炎予防に本腰を入れられる時代が来たのだと興奮を感じています。肺炎リスクが上昇する高齢者がどんどん増える時代が到来した今、虫歯が減って歯科医師が肺炎予防の口腔ケアに注力できるようになったのは朗報ともいえるでしょう。

開業前から現在まで続けている老人ホームでの治療、在宅訪問治療で、多くのお年寄りのお口を診て、そして人生の終焉に寄り添って思ったこと。

それは日本のお年寄りの「口」を守らなければという信念です。

医療や介護の中心が家庭へと移りつつある現在、その家庭をサポートする地域の連携が必要です。ある領域とある領域の境目で、医療介護サービスの提供が欠落するようなことがあってはいけません。そこで、私がいる静岡県東部では、地域完結型のよりよいサービスの提供を目的に、さまざまなプロフェッショナルに連携を呼びかけて「三島口腔ケアネットワーク」を構築しました。

訪問看護ステーション、管理栄養士、衛生士、看護師、医師、そして歯科医師が集い、さまざまなテーマに関する実習やディスカッションなど、学びの場を2カ月に1回設けています。

「食べる・しゃべる・全身の健康に関わる『口』」は人間の生命活動の中心に位置する器官ですから、「口」からケアのあり方を考えると、さまざまな領域のプロフェッショナルをつなげやすいともいえます。

肺炎予防はもちろん、健康維持のための口腔ケアの普及、来院できない高齢者への治療、地域の医療・介護ネットワークの構築、今後の歯科医師の仕事は、クリニックの外にも広がっていくでしょう。

災害時の「口の管理」が命を左右する

阪神・淡路大震災では6434人の方がお亡くなりになりましたが、927人は家屋の倒壊や火事などの直接死ではなく、関連死といわれるそれ以外の死因です。

そのなかでもっとも多くを占めたのが、肺炎（24%）でした。内訳は60歳以上が90%と圧倒的に高齢者でした。

また災害発生直後ではなく2カ月以内に80%が亡くなっていることから、「極度のストレス」と「口腔衛生状態の悪化」が原因であると、神戸常盤大学短期大学部の足立了平教授は報告しています。そのため東日本大震災の際には口腔ケアが重要視され、この口腔ケアを熱心におこなった地域は、そうでない地域よりはるかに肺炎の発症率が抑えられたといわれています。

災害が発生したら、まず救助と救急処置、その後は口腔ケアであると認識して実践することが、命を左右することになるのです。

治療のゴールは「スマイル」

本書では「口腔ケア」という切り口から、「口」がいかに私たちの人生にとって重要な存在であるかを述べてきました。

まずは、最大のテーマである「肺炎予防」。日本人の死因第3位の肺炎に自分で対抗する唯一最善の手段が「口腔ケア」であること。

そして、口腔ケアが全身の健康状態に与える影響、この超高齢社会に歯科医師が果たすべき役割など、駆け足ながらも口腔ケアがもたらすメリットを健康と社会の両面から紹介してきましたが、口腔ケアによるもっとも大きな効能といえば、なんといっても「食べる」

に関することでしょう。ＮＴＴ東日本関東病院リハビリテーション科部長の稲川利光医師も、「安全に食べることの重要性」と「心のケアの大切さ」を著書のなかで述べています。

本文中で何度も触れてきましたが、「食べられる」ことの喜びはなにものにも代えがたいものです。医療費削減という社会的課題を解決する「口腔ケア」ですが、その本質は個人の喜び、「食べることへの橋渡し」だと思うのです。

私が掲げる治療のゴールは「スマイル」。食事のときの「おいしいな」「楽しいな」、そんな温かな幸せが、患者さんの日々の暮らしに満たされますように。

口腔ケアで、たくさんの「スマイル」が生まれることを祈っています。

主な参考文献

●米山武義他：特別養護老人ホーム入所者における歯肉炎の改善に関する研究. 日老医誌, 34:120-124,1997
●弘田克彦他：プロフェッショナル・オーラル・ヘルスケアを受けた高齢者の咽頭細菌叢の変動. 日老医誌, 34:125-129,1997
●菊谷武他：高齢入院患者における舌背上のカンジダについて. 老年歯学 ,13:23-28,1998
●米山武義他：要介護高齢者に対する口腔衛生の誤嚥性肺炎予防効果に関する研究. 日歯医学会誌 , 20:58-68,2001
●佐々木英忠他：特集　内科―100 年の歩み（呼吸器）Ⅲ　主要疾患の歴史　誤嚥性肺炎. 日本内科学会雑誌創立 100 周年記念号, 91：150-153,2002
●大田洋二郎：口腔ケア介入は頭頸部進行癌における再建手術の術後合併症率を減少させる. 歯界展望 , 106: 2005
●菊谷武他：口腔機能訓練と食支援が高齢者の栄養改善に与える効果. 老年歯学 ,20:208-213,2005
●足立三枝子他：歯科衛生士が行う専門的口腔ケアによる気道感染予防と要介護度の改善. 老年歯学 , 22:83-88,2007
●吉田光由他：肺炎発生に関する口腔リスク項目の検討―口腔ケア・マネージメントの確立に向けて―. 老年歯学, 24 :3-9, 2009
●植田耕一郎：誤嚥性肺炎を防止する口腔ケア. 日本医師会雑誌 , 138:1785-1788,2009
●桑澤実希他：施設における誤嚥性肺炎・気道感染症発症の関連要因の検討. Dental Medicine Research, 31: 7-15,2011
●柏原稔也他：In vitro カンジダバイオフィルムに対する電解次亜水の効果. 老年歯学 , 28:277-283,2013
●小河原克訓他：口腔ケアによる医療費高騰の抑制. 日歯会誌 , 64: 19-26,2011
●足立了平：大規模災害ける口腔保健の重要性. 神奈川歯学 , 50:18-21,2015
● Lindhe J., et al.：Longitudinal change in periodontal disease in untreated subjects. J Cli Periodontol, 16:662-670,1989
● Kikuchi R., et al.:High incidence of silent aspiration in elderly patients with community-acquired pneumonia. Am J Respir Crit Care Med, 150: 251-253,1994

● Yoneyama T., et al.: Oral care and pneumonia, Lancet, 345: 515,1999
● Yoshino A.,et al. :Daily Oral Care and Risk Factors for Pneumonia Among Elderly Nursing Home Patients, J Am Geriatr Soc,286:2235-2236,2001
● Terpenning M.,et al.: Oral health is cost-effective to maintain but costly to ignore. J Am Geriatr Soc,50:584-585,2002
● Yoneyama T., et al.; Oral Care Working Group. Oral care reduces pneumonia in older patients in nursing homes. J Am Geriatr Soc, 50:430-433,2002
● Abe S., et al.:Professional oral care reduces influenza infection in elderly. Arch Geront Geriat,43:157-164,2006
● Ishikawa A., et al:Professional oral health care reduces the number of oropharyngeal bacteria, J Dental Res, 87: 594-598, 2008
● Teramoto S et al: High incidence of aspiration pneumonia in community and hospitalized-acquired pneumonia in hospitalized patients: a multicenter, prospective study in Japan J Am Geriatr Soc, 56:577-579, 2008
● Koyama T, et al: Early commencement of oral intake and physical function are associated with early hospital discharge with oral intake in hospitalized elderly individuals with pneumonia. J Am Geratr Soc, 63:2183-2185,2015

●塩田芳享『食べる力』（文春新書・2017年）
●稲川利光監修『介護する人のための誤嚥性肺炎』（主婦の友社・2013年）
●大田仁史、三好春樹監修『完全図解　新しい介護』（講談社・2003年）
●吉江弘正、宮田隆編『歯周病診断のストラテジー』（医歯薬出版・1999年）
●丸川征四郎編『ＩＣＵにおけるオーラルケア』（メディカ出版・2000年）
●小山珠美『口から食べる幸せを守る』（主婦の友社・2017年）
●奥田克爾『史上最大の暗殺集団　デンタルプラーク』（医歯薬出版・2016年）
●竹内孝仁『胃ろうよ　さようなら』（筒井書房・2011年）

●石飛幸三『「平穏死」のすすめ』（講談社文庫・2013年）
●日本歯科医師会編『健康長寿社会に寄与する歯科医療・口腔保健のエビデンス』（日本歯科医師会・2015年）
●加藤武彦編『口から食べることへの支援』（環境新聞社・2002年）
●小野塚實『噛むチカラで脳を守る』（健康と良い友だち社・2009年）
●相田能輝『医者は口を診ない、歯医者は口しか診ない』（医薬経済社・2013年）
●今井一彰『自律神経を整えて病気を治す！　口の体操「あいうべ」』（マキノ出版・2015年）

お口と体を整える オーラル＆ボディケア研究会
http://miharumo.wixsite.com/

POIC®（専門的口腔感染症予防）研究会
http://www.poic.org/

青春新書
PLAYBOOKS

人生を自由自在に活動《プレイ》する

人生の活動源として

いま要求される新しい気運は、最も現実的な生々しい時代に吐息する大衆の活力と活動源である。

文明はすべてを合理化し、自主的精神はますます衰退に瀕し、自由は奪われようとしている今日、プレイブックスに課せられた役割と必要は広く新鮮な願いとなろう。

いわゆる知識人にもとめる書物は数多く窺うまでもない。

本刊行は、在来の観念類型を打破し、謂わば現代生活の機能に即する潤滑油として、逞しい生命を吹込もうとするものである。

われわれの現状は、埃りと騒音に紛れ、雑踏に苛まれ、あくせく追われる仕事に、日々の不安は健全な精神生活を妨げる圧迫感となり、まさに現実はストレス症状を呈している。

プレイブックスは、それらすべてのうっ積を吹きとばし、自由闊達な活動力を培養し、勇気と自信を生みだす最も楽しいシリーズたらんことを、われわれは鋭意貫かんとするものである。

―創始者のことば― 小澤和一

著者紹介
米山武義〈よねやま たけよし〉
1954年静岡県生まれ。歯学博士。医学博士。日本老年歯科医学会指導医・専門医。日本歯科大学卒業後、同大学歯周病学教室助手を経て、1981年スウェーデン・イエテボリ大学に留学。スウェーデン政府奨学金給費生。1991年米山歯科クリニック開業。早くから高齢者における口腔ケアの重要性に着目し、介護施設で口腔ケアと誤嚥性肺炎の関連を調べる研究をおこなう。クリニックでの診察のほか、訪問診療や介護施設での口腔ケアの指導にも力を入れており、約40年にわたり在宅医療をサポートしてきた。第66回保健文化賞受賞。著書に、『新しい介護』(共著・講談社)、『口腔科学』(共著・朝倉書店)、『高齢者の肺炎』(共著・医薬ジャーナル)などがある。

肺炎《はいえん》は「口《くち》」で止《と》められた！　青春新書 PLAYBOOKS

2017年11月15日　第1刷

著者　米《よね》山《やま》武《たけ》義《よし》

発行者　小澤源太郎

責任編集　株式会社プライム涌光
電話　編集部　03(3203)2850

発行所　東京都新宿区若松町12番1号 〒162-0056　株式会社青春出版社
電話　営業部　03(3207)1916　振替番号　00190-7-98602

印刷・図書印刷　製本・フォーネット社

ISBN978-4-413-21101-7

青春新書 PLAYBOOKS

人生を自由自在に活動する――プレイブックス

その雑談カチンときます

吉田照幸

NHK「あまちゃん」の監督が明かす、相手との距離が縮まりドラマが生まれるコトバの拾い方

P-1096

「くびれ」のしくみ

南 雅子

腹筋やダイエットだけではお腹はやせない！ 胸の骨格「胸郭」にアプローチして、お腹を引き締める簡単エクササイズを紹介。

P-1097

〝ひとりの時間〟が心を強くする

植西 聰

たった1分の〝自分と向き合う習慣〟が生きづらさを和らげる……しなやかな心のバネが身につくコツ

P-1098

酵素で腸が若くなる

鶴見隆史

寿命は「酵素」が決めていた！ 薬を使わない名医が教える、病気にならない食べ物、食べ方。

P-1099